U0208431

常见内科疾病
诊疗与预防

邹琼辉　张雪珍　国常艳　主编

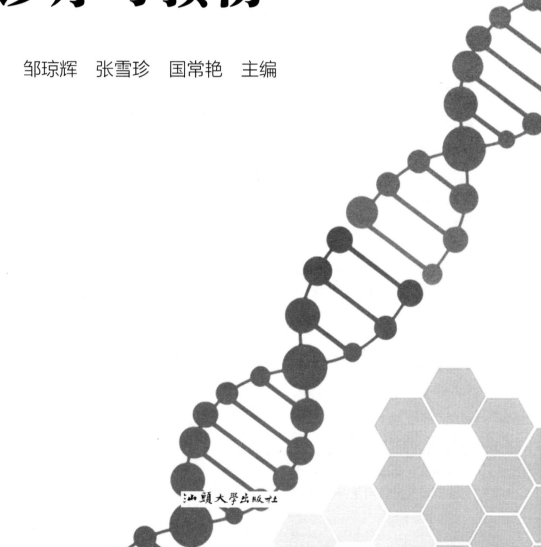

汕头大学出版社

图书在版编目（CIP）数据

常见内科疾病诊疗与预防 / 邹琼辉, 张雪珍, 国常艳主编. -- 汕头：汕头大学出版社, 2020.12
ISBN 978-7-5658-4251-1

Ⅰ.①常… Ⅱ.①邹… ②张… ③国… Ⅲ.①内科—疾病—诊疗②内科—疾病—预防(卫生) Ⅳ.①R5

中国版本图书馆CIP数据核字(2020)第261337号

常见内科疾病诊疗与预防
CHANGJIAN NEIKE JIBING ZHENLIAO YU YUFANG

主　　编：邹琼辉　张雪珍　国常艳
责任编辑：邹　峰
责任技编：黄东生
封面设计：梁浩飞
出版发行：汕头大学出版社
　　　　　广东省汕头市大学路243号汕头大学校园内　邮政编码：515063
电　　话：0754-82904613
印　　刷：三河市嵩川印刷有限公司
开　　本：710mm×1000mm 1/16
印　　张：10
字　　数：168千字
版　　次：2020 年 12 月第 1 版
印　　次：2021 年 6 月第 1 次印刷
定　　价：98.00 元
ISBN 978-7-5658-4251-1

前 言

随着国民经济发展及社会老龄化，人群疾病谱发生了显著变化，心脑血管病、肿瘤及各系统慢性疾病发病率在显著增加。面对严峻的挑战，流行病学及内科学专家组织开展了多次前瞻性多中心临床研究，取得了丰硕的循证医学证据。为了将近年来内科学领域的新知识和新技术介绍给国内同行，提高我国内科疾病的诊疗水平，我们编写了《常见内科疾病诊疗与预防》一书。

本书的特色是实用，即"拿来即可用"，书中对冠心病、高血压、糖尿病、系统性红斑狼疮等各种内科常见疾病和综合征的有关流行病学、临床表现、诊断标准、治疗方法和预防都做了具体介绍。本书的编写力求定义准确、概念清楚、结构严谨、层次分明、重点突出、逻辑性强。既可作为案头的一本工具书，又可作为学习和研究的参考书，可读性和实用性兼备。

由于编写时间短促，加之编者水平所限，书中存在的不尽完善之处，祈盼广大读者不吝指正。

目 录

第一章 高血压的诊疗与预防

第一节 高血压的人群流行情况

一、高血压流行的一般规律

经过多年的流行病学研究，目前对高血压在人群中的流行特征和规律有了比较清楚的认识，高血压流行的一般规律如下：

第一，高血压患病率随年龄增加而升高。随着年龄的增长，高血压的发病率逐渐上升。我国35岁以上人群高血压的粗患病率为28.75%，40岁以上人群高血压的粗患病率为41.74%，60岁以上老年人高血压的粗患病率为40.03%。

第二，女性围绝经期前患病率低于男性，围绝经期后患病率与男性相似或高于男性。35岁以上人群中女性高血压患病率为26.76%，男性为30.47%；40岁以上人群中女性高血压患病率为35.14%，男性为40.73%。55岁以上汉族人群中，女性高血压患病率为58.27%，男性高血压患病率为50.16%，差异有统计学意义。

第三，寒冷地区高血压患病率高于温暖地区。我国北方城市人群高血压患病率为25.8%，南方城市人群高血压患病率为20.4%。

第四，钠盐摄入越多，血压水平越高。在调整混杂因素后，食盐摄入量与居民的收缩压、舒张压均呈正相关，且高血压患病率随食盐消费量的增加而上升，每天人均食盐摄入量在6g、12g、18g的人群与每天人均食盐摄入量<6g的人群比较，高血压患病率分别增加1.09倍、1.11倍和1.28倍。

第五，不同民族之间患病率不同。由于环境因素及生活习惯的不同，我国不同民族之间高血压患病率也存在明显差异。非汉族人群高血压患病率高于汉族人群（非汉族男性39.92%，汉族男性28.55%；非汉族女性19.49%，汉族女性10.29%）。对35岁以上的9 236名蒙古族和36 154名汉族人群被调查者的调查结果显示，高血压患病率分别为42%和36.7%。畲族高血压患病率较高，在调查的5 523名20～80岁畲族人群中，高血压患病率为38.42%。

第六，高血压有一定的遗传基础，目前国内外公认高血压是环境因素和遗传因素共同作用的复杂疾病，在不同种族、不同人群中，遗传因素均对高血压的发生有一定影响，遗传度为30%～60%。

二、我国人群高血压患病率及其变化趋势

高血压患病率是指在某一时点上，高血压患者人数在总观察人数中所占百分比，患病率的高低受诊断标准的影响。近半个世纪以来，我国进行过多次大规模高血压患病率的人群抽样调查，虽然各次调查的规模、年龄和诊断标准不尽一致，无法精确对比我国人群高血压患病率，但可大致客观地反映我国人群近年来高血压患病率的变化趋势。

（一）我国人群高血压患病率

1958—1959年，在全国13个省、市15岁及以上人群中抽样494 331例进行调查，其中高血压患者37 773例，粗患病率为5.11%。1979—1980年，在全国29个省、市、自治区15岁以上人群中抽样4 012 128例进行调查，其中高血压患者310 202例，粗患病率为7.73%。1991年全国第三次高血压抽样调查共950 356例，采用国际通用诊断标准，即收缩压≥140mmHg或舒张压≥90mmHg，或2周内服用降压药者，其中高血压患者129 039例，粗患病率为13.58%。2002年在全国30个省、市、自治区18岁以上人群中抽样272 023例进行调查，其中高血压患者51 140例，粗患病率为18.80%。2010年一项包括140个研究（每个研究观察例数均在1 000名以上）的系统分析结果显示我国15岁以上人群中，高血压粗患病率为23.33%（表1-1）。按2006年我国人口的数量与结构估算，我国目前约有2亿高血压患者，相当于每10名成年人中就有2名是高血压患者，约占全球高血压总人数的1/5。

表1-1　我国人群高血压患病率及其变化趋势

年份	人群年龄（岁）	调查范围	高血压诊断标准	粗患病率（%）
1958—1959	≥15	13个省、市	不统一	5.11
1979—1980	≥15	29个省、市、自治区	≥140/90mmHg，未考虑服药情况	7.73
1991	≥15	30个省、市、自治区	≥140/90mmHg，或2周内服用降压药	13.58
2002	≥18	30个省、市、自治区	≥140/90mmHg，或2周内服用降压药	18.80
2010	≥15	140项研究的系统分析	≥140/90mmHg，或经医疗机构确诊	23.33

2008年，世界卫生组织（WHO）估计我国25岁以上人群的高血压粗患病率为27.3%。与全球各国2008年WHO估计的高血压粗患病率比较，我国人群的高血压粗患病率处于亚洲中上水平，高于韩国（16%）、加拿大（17.4%）、美国（18.0%）、澳大利亚（21.4%）、新西兰（21.6%）、日本（26.7%）等亚洲、美洲和大洋洲的高收入国家，也高于同属于中等偏下收入水平的印度（21.1%），但低于英国（27.7%）、法国（27.7%）、德国（31.5%）、意大利（31.1%）等欧洲的高收入国家。

（二）我国人群高血压患病率变化趋势

如将1991年的资料采用与1979—1980年相同的诊断标准，则1991年较1979—1980年高血压患病率升高约25%。2002年高血压患病率比1991年升高5.22%，2010年比2002年高血压患病率升高4.53%。由此可见，尽管我们近年来已加强高血压的防治，但高血压粗患病率仍呈现逐渐上升趋势。

三、我国人群高血压的知晓率、治疗率和控制率

高血压及其并发症给个人、家庭及社会造成了沉重的经济负担，但由于高血压早期的临床症状不明显、个体敏感性和健康意识存在差异等原因，很多患者并不清楚自己患有高血压，因此也没有就医。全面了解我国人群高血压的知晓率、治疗率和控制率，有助于更好地控制高血压。

根据我国几次大规模的调查，我国人群高血压的知晓率、治疗率和控制率情况见表1-2。1991年全国第三次高血压抽样调查结果显示，我国15岁以上人群高血压的知晓率、治疗率和控制率分别为26.3%、12.1%和2.8%。2002年在全国30个省、市、自治区18岁以上人群中进行的抽样调查结果显示，高血压患者的知晓率、治疗率和控制率分别为30.2%、24.7%和6.1%。2008年，利用2007—2008年卫生部（现国家卫生和计划生育委员会）中央补助地方慢病综合干预与控制项目，对我国13个省（市）项目点数据中40 504名城市居民进行调查，结果显示城市高血压标化知晓率为53.60%，在政府及企事业单位职工中，高血压患者的治疗率可达51.7%，控制率可达25.7%，在规范管理的社区和三甲医院门诊，高血压的控制率在65%左右。由此可知，近年来，经过全社会的共同努力，高血压患者的知晓率、治疗率和控制率有明显提高，尤其是接受规范管理的高血压患者，但大多数人群中仍低于美国2004年时高血压患者的知晓率、治疗率和控制率（分别为71.8%、61.4%和35.1%），我国人群的知晓率、治疗率和控制率有待进一步提高。

此外，我国人群高血压的知晓率农村（22.5%）低于城市（41.1%），男性（68.20%）低于女性（74.79%），经济欠发达地区低于经济较发达地区（东、中、西部地区居民高血压的知晓率分别为72.9%、72.44%和70.63%）；随着年龄的增加，高血压患者的知晓率增加（18—44岁、45—59岁和60岁年龄组高血压的知晓率分别为44.85%、66.41%和79.83%）；文化水平较高者高血压的知晓率也较高（文盲和半文盲、小学、初中、高中或中专、大专及以上文化程度者高血压的知晓率分别为68.99%、77.18%、73.61%、75.48%和72.90%）；有高血压家族史的居民高血压的知晓率为82.88%，无高血压家族史者66.50%。

表1-2 我国人群高血压的知晓率、治疗率和控制率

年份	人群年龄（岁）	调查人数（名）	高血压人数（名）	知晓率（%）	治疗率（%）	控制率（%）
1991	≥15	950 356	129 039	26.3	12.1	2.8
2002	≥18	272 023	51 140	30.2	24.7	6.1
2008	≥18	40 504	11 430	53.6	51.7	25.7

第二节　原发性高血压的定义和临床表现

一、欧洲《高血压指南》的血压定义及分类

欧洲高血压治疗过去一直沿用WHO/ISH的标准，2013年由ESC/ESH首次推出《高血压指南》。2013年欧洲《高血压指南》重在向处理高血压的医生提供最好的和平衡的信息，更注重学术性，其参考了1999年以后大量的随机对照临床研究和荟萃分析数据，对高血压的诊治并未提出强制性的规定，更重视患者的个体化诊治，是一个"建议性文件"。因此，欧洲《高血压指南》是针对欧洲国家的实际情况，为欧洲从事高血压防治工作的医生提供的参考文件。

2013 年欧洲《高血压指南》基本保留了 1999 年 WHO/ISH 指南的原貌，血压分类仍然包括理想血压(< 120/80mmHg)、正常血压(120 ~ 129/80 ~ 84mmHg)、正常高值血压(130 ~ 139)/(85 ~ 89mmHg)、1 级高血压(140 ~ 159/90 ~ 99mmHg)、2 级高血压(160 ~ 179/100 ~ 109mmHg)、3 级高血压(≥ 180/110mmHg) 及单纯收缩期高血压(≥ 140/ < 90mmHg)，但将 1 级高血压和单纯收缩期高血压中的临界血压删掉了，从而使血压分类相对简单(表 1–3)。

表1–3　2013年《欧洲高血压指南》血压水平的定义和分类

类别	收缩压（mmHg）	舒张压（mmHg）
理想血压	<120	<80
正常血压	120 ~ 129	80 ~ 84
正常高值血压	130 ~ 139	85 ~ 89
1级高血压（轻度）	140 ~ 159	90 ~ 99
2级高血压（中度）	160 ~ 179	100 ~ 109
3级高血压（重度）	≥180	≥110
单纯收缩期高血压	≥140	<90

二、WHO/ISH《高血压防治指南》的定义及分类

WHO/ISH《高血压防治指南》与美国或欧洲指南不同，它的对象是全球人民，它希望成为所有国家或地区指南的样板。1978年WHO/ISH首次制定《高血压防治指南》，将高血压定义为收缩压＞160mmHg和（或）舒张压≥95mmHg。20余年来高血压的诊断标准逐渐前移，1993年版《高血压防治指南》正式将高血压定义为收缩压≥140mmHg和（或）舒张压＞90mmHg。1999年版《高血压防治指南》进一步降低了正常血压的阈值，为＜130/85mmHg，并定义理想血压为＜120/80mmHg。2003年新《高血压防治指南》在高血压定义和分类方面较1999年版《高血压防治指南》无变动。

三、临床表现

（一）症状

约1/5患者无症状。

一般常见症状：头晕、头痛、疲劳、心悸、后颈部疼痛、后枕部或颞部搏动感，呈轻度持续性，多数症状可自行缓解，在紧张或劳累后加重。

还有的表现为神经症症状，如失眠，健忘或记忆力减退，注意力不集中，耳鸣，情绪易波动、发怒，神经质等。

病程后期还可以出现受累器官（心、脑、肾）的症状，如胸闷、气短、心绞痛、多尿等。

（二）体征

血压有明显的昼夜波动，一般夜间血压较低，清晨起床活动后血压迅速升高，形成清晨血压高峰。

24小时血压波动有规律可循：如"长柄勺"，夜间2~3时处于低谷，凌晨迅速上升，上午6~8时和下午4~6时出现两个高峰，尔后缓慢下降。

重点检查项目：周围血管搏动、血管杂音、心脏杂音。

心脏听诊可有主动脉瓣区第二心音亢进、收缩期杂音或收缩早期喀喇音。

第三节　高血压的诊断

一、诊断标准和分类

18岁以上成年人高血压定义为：在未服抗高血压药物情况下，收缩压≥140mmHg和（或）舒张压>90mmHg。

高血压应依据血压水平分类，见表1-4。

表1-4　2018年版《中国高血压指南》血压水平的定义和分类

类别	收缩压（mmHg）	舒张压（mmHg）
正常血压	<120	<80
正常高值	120～139	80～89
高血压	>140	>90
1级高血压（轻度）	140～159	90～99
2级高血压（中度）	160～179	100～109
3级高血压（重度）	≥180	≥110
单纯收缩期高血压	≥140	<90

《中国高血压防治指南》（2018版）将120～139/80～89mmHg定为正常高值，是因为我国流行病学研究表明，在此水平人群在随后的10年中心血管发病危险较<110/75mmHg水平者增加1倍以上。血压120～129/80～84mmHg和130～139/85～89mmHg中年人群在随后的10年中成为高血压患者比例分别达45%和64%。对血压正常高值人群应提倡改善生活方式，以预防高血压及心血管疾病的发生。

二、高血压的危险分层

高血压患者的预后和治疗不仅要考虑血压水平，还要考虑到心血管疾病的危险因素、靶器官损害和相关的临床状况，并根据这几项因素合并存在时对心血管事件绝对危险的影响，将心血管绝对危险性分为3类：低危、中危和高危。低危组、中危组和高危组在随后的10年中发生一种主要心血管事件的危险性分别为15%、15%～20%、20%～30%或更高。

第四节　高血压的药物治疗原则

已有证据说明降压药物治疗可以有效地降低心血管疾病的发病率和病死率，防止卒中、冠心病、心力衰竭和肾病的发生和发展。降压药的共同作用是降低血压，不同类别降压药可能有降压以外作用的差别，这些差别是在不同患者选用药物时的主要参考。

从当前的认识，高血压时的降低血压应采取以下原则：①采用较小的有效剂量以获得可能有的疗效而使不良反应最小，如有效而不满意，可逐步增加剂量以获得最佳疗效。②为了有效地防止靶器官损害，要求每天24小时内血压稳定于目标范围内，如此可以防止从夜间较低血压到清晨血压突然升高而致猝死、卒中或心脏病发作。要达到此目的，最好使用一天一次给予有持续24小时作用的药物。其标志之一是降压谷峰比值＞50%，此类药物还可增加治疗的依从性。③为使降压效果增大而不增加不良反应，用低剂量单药治疗疗效不满意的，可以采用两种或多种降压药物联合治疗。事实上，2级以上高血压为达到目标血压常需降压药联合治疗。

一、单药治疗原则

起始时用低剂量单药，如血压不能达标，增加剂量至足量或换用低剂量的另一种药物。如仍不能使血压达标，则将后一种药物用至足量，或改用联合药物治疗。起始用低剂量单药的优点是可以了解患者对各种药物的疗效和耐受性的反应，但需要时间。单药治疗时降压药物的选择可参考表1-4。

2013年欧洲《高血压指南》指出，对于血压轻度升高、总体心血管风险偏低或中等的患者，起始治疗可选择单药治疗。

二、联合治疗原则

起始即联合应用低剂量两种药物的，如血压不能达标，可将其中药物的剂量增至足量，或添加低剂量第三种药物，如血压仍不能达标，将3种药物的剂量调至有效剂量。联合用药的目的是希望有药物协同治疗作用而相互抵消不良作用，固定的复方制剂虽不能调整个别药物的剂量，但使用方便，有利于提高治疗依从性。

2013年欧洲《高血压指南》也强调无论使用何种降压药物，单药治疗仅能使少数患者的血压达到目标水平，大多数患者必须应用2种或2种以上的药物以使血压达到目标水平。对于最初血压为2级或3级，或者总体心血管风险高或极高的患者，最好选择2种药物低剂量联合应用作为起始治疗。

联合用药应遵循以下原则：

第一，尽可能使用最低剂量。

第二，选用能增大降压效应的药物。

第三，选用能相互减少不良反应的降压药物联合。

第四，选用能起协同作用的降压药物联合。总之，应根据高血压患者存在的危险因素、靶器官损害、并发症及患者的血压水平来选择降压方案（表1-5）。

表1-5　主要降压药物选用的临床参考

类别	适应证	禁忌证	
		强制性	可能
利尿药（噻嗪类）	充血性心力衰竭、老年高血压、单纯收缩期高血压	痛风	妊娠
利尿药（袢利尿药）	肾功能不全、充血性心力衰竭		
利尿药（抗醛固酮药）	充血性心力衰竭、心肌梗死后肾衰竭、高血钾		
β-阻滞剂	心绞痛、心肌梗死后、快速心律失常、充血性心力衰竭、妊娠期高血压	Ⅱ～Ⅲ度房室传导阻滞，哮喘，慢性阻塞性肺疾病	周围血管病，糖耐量减低，经常运动者

续表

类别	适应证	禁忌证	
		强制性	可能
钙拮抗剂（二氢吡啶）	老年高血压、周围血管病、妊娠、单纯收缩期高血压、心绞痛、颈动脉粥样硬化		快速心律失常，充血性心衰
钙拮抗剂（维拉帕米，地尔硫䓬）	心绞痛、颈动脉粥样硬化	Ⅱ～Ⅲ度房室传导阻滞	
	室上性心动过速	充血性心力衰竭	
血管紧张素转换酶抑制剂	充血性心力衰竭、心肌梗死后	妊娠，高血钾	
	左室功能不全、非糖尿病肾病	双侧肾动脉狭窄	
	1型糖尿病肾病、蛋白尿		
血管紧张素Ⅱ受体拮抗剂	2型糖尿病肾病、蛋白尿	妊娠，高血钾	
	糖尿病微量白蛋白尿、左室肥厚、ACEI所致咳嗽	双侧肾动脉狭窄	
α-受体阻滞剂	前列腺增生、高脂血症	直立性低血压	充血性心力衰竭

三、常用的联合治疗

如何选用有效的联合降压方案，不同指南提出了不同的方案。目前我们可以根据作用机制将降压药物分为两大阵营。第一阵营为抑制交感神经和RAS系统的药物，包括ACEI、ARB、β-受体阻滞剂；第二阵营为利尿剂和血管扩张剂，包括CCB和利尿剂。两大降压药物之间的联合是合理的，同一阵营间药物联合，降压效果则无明显的协同作用。一些情况例外，如单纯收缩期高血压，可选用CCB+利尿剂；降低尿蛋白、保护肾功能可选用ACEI+ARB。

四、特殊人群高血压的治疗原则

（一）老年人高血压

中华医学会老年医学学会于1982年根据世界卫生组织西太平洋地区会议所定而提出的老年界限为＞60岁。大量随机化临床试验均已明确，各年龄段（＜80岁）高血压患者均受益于利尿剂、钙拮抗剂、β-受体阻滞剂、ACEI-1等抗高血压治疗。

第一，老年患者的初始降压治疗应遵循一般原则，但应逐步降压，尤其在体质较弱的患者中。

第二，应测量直立位血压，以排除直立性低血压，并评估降压治疗的体位效应。

第三，许多患者存在其他危险因素、靶器官损害及并存心血管情况，对这类患者治疗药物的选择要非常慎重。

第四，许多老年患者需要两种或更多药物控制血压，由于老年人血压降低难度大，故老年人的收缩压目标为降至150mmHg以下，如能耐受，还可进一步降低。

（二）妊娠高血压

依据血压水平、妊娠年龄及来自母亲和胎儿的相关危险因素选择治疗方案，包括研究管理，限制活动，建议正常饮食。

（1）镇静。预防抽搐、止抽搐。

（2）积极降压。当血压升高＞170/110mmHg时，应积极降压，以预防卒中及子痫发生。究竟血压降至多低合适，目前尚无一致的意见。常用于紧急降压的药物有硝苯地平、拉贝洛尔和肼苯达嗪，缓慢降压的药物有氧希洛尔、阿替洛尔、甲基多巴、肼苯达嗪和伊拉地平。注意钙拮抗剂不能与硫酸镁合用（潜在的协同作用可导致低血压）。

（3）终止妊娠。

（三）脑血管病

脑血管病包括脑卒中和一过性脑缺血发作（TIA）。有研究提示血压水平与脑卒中再发生有关。控制高血压是脑卒中二级预防的关键。

急性脑卒中是否采用降压治疗，血压应降至什么程度，以及采取什么措施，仍需进一步的大型随机临床研究加以评估。

（四）冠心病

冠心病患者再次发生血管事件的危险极高，他们均与血压有直接关系。β-受体阻滞剂、ACE抑制剂和醛固酮拮抗剂在急性心肌梗死后和心力衰竭患者中证实能明确预防心血管事件，延长寿命。

新近的临床试验证实长效二氢吡啶类钙拮抗剂与其他降压药的效果一样，在降低试验的联合终点（心血管死亡、心肌梗死、心衰和卒中）的比较中，与利尿剂的作用相当。CAMELOT结果提示其作用与ACEI相似；ACTION提示对冠心病伴高血压者有益。钙拮抗剂治疗稳定型冠心病的作用除了与降压有关外，还可能与改善心肌缺血有关。

（五）高血压合并心力衰竭

高血压合并舒张功能不全时，应控制体重，限制盐量，积极降低血压，ACEI有助于逆转左心室肥厚或阻止肥厚加重。在常规治疗的基础上还应考虑加用β-受体阻滞剂。除非有其他适应证（如心房颤动伴快速心室率），否则在舒张功能不全时不应使用洋地黄。

高血压合并收缩功能不全时，除降血压治疗外，利尿剂可有效地改善临床症状。洋地黄类药物虽然也可改善症状，减少因心力衰竭而住院的概率，但并不改善预后。剂量充足的ACE抑制剂和β-受体阻滞剂能降低慢性心力衰竭的病死率和心血管事件的发生率，如果没有禁忌证，都应该积极使用。两类药物都可以从小剂量开始，逐渐加量，最好能达到相应的靶剂量并坚持服用。在重度心功能不全服用ACE抑制剂的患者中加用醛固酮拮抗剂可进一步改善预后。在不能耐受ACE抑制剂的患者中可换用血管紧张素受体拮抗剂（ARB）。钙拮抗剂对心力衰竭患者无益，如作为降压治疗必须继续使用二氢吡啶类钙通道阻断剂，可选用长效制剂。

（六）高血压合并糖尿病

糖尿病合并高血压患者的心血管风险大于一般的高血压患者，因而推荐血压的控制目标<130/80mmHg。如其尿蛋白排泄量达到1g/24h，血压控制则应低于125/75mmHg。

第一，应鼓励所有2型糖尿病患者（无论其血压处于什么水平）进行非药物治疗（尤其是减轻体重和减少盐的摄入量）。这些措施足以使正常高值或1级高血压患者的血压降至正常水平，并使药物治疗更易达到血压控制的要求。

第二，现有证据显示，1型糖尿病患者常规联合应用ACE抑制剂、2型糖尿病患者常规联合应用血管紧张素受体拮抗剂均具有肾脏保护作用。

第三，无论血压值是多少，1型糖尿病和2型糖尿病患者只要出现微量白蛋白尿就应进行降压治疗，特别是应该尽早使用肾素–血管紧张素系统阻断剂。

（七）慢性肾脏疾病

为了预防或延缓肾动脉硬化，阻断肾素–血管紧张素系统是重要的。总之，对所有肾功能减退的高血压患者强化降压治疗应当谨慎。一般需用1种以上，甚至3种药物方能使血压控制达标，首选ACEI/ARB，常与钙拮抗剂、小剂量利尿剂、β–受体阻滞剂联合应用。当血肌酐>2mg/dL时，推荐用袢利尿剂。应逐渐增加用药品种和剂量，避免使血压过急地下降，同时注意观察在血压下降时肾功能的变化。在同等降低血压的前提下各种不同降压药物对延缓肾脏病变的进展影响可能完全一致；但有一些研究提示使用ACEI和（或）ARB对蛋白尿的减少及延缓肾脏病变的进展有利。

（八）难治性高血压

首先尽可能分析原因，常见有以下原因：

第一，未察觉的继发原因。

第二，治疗依从性差。

第三，仍在应用升血压药物。

第四，改善生活方式失败：体重增加，重度饮酒。

第五，容量负荷过重：利尿剂治疗不充分、进展性肾功能不全、高盐摄入。

第六，假性难治疗性高血压的原因：单纯性诊所（白大衣）高血压、患者胳膊较粗时未使用较大的袖带。

找出原因处理后，仍无效果时，基层医生应把难治性高血压患者转至高血压

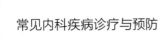

专科进行治疗。在所有努力失败后，在进行严密观察下停用现有降压药，重新开始应用新的简单的治疗方案可能有助于打破这种恶性循环。

（九）代谢综合征

代谢综合征的临床处理主要是改变不良生活方式。超重或肥胖者减轻体重；适当增加体力活动；适当减少脂肪摄入量；必要时调节血脂及血糖。积极地改善生活方式，有助于代谢综合征有关成分的改善，有利于预防糖尿病和心血管疾病的发生。

（十）高血压危象

高血压危象包括高血压急症和高血压亚急症。

高血压急症：这类患者应进入重症监护室，持续监测血压和尽快应用适合的降压药。

降压目标是静脉输注降压药，1小时使平均动脉血压迅速下降但不超过25%，在以后的2~6小时内血压降至160/100~110mmHg。血压过度降低可引起肾、脑或冠状动脉缺血。如果这样的血压水平可耐受和临床情况稳定，在以后24~48小时内逐步降低血压达到正常水平。下列情况应除外：急性缺血性卒中——没有明确临床试验证据要求立即抗高血压治疗；主动脉夹层——应将SBP迅速降至100mmHg左右（如能耐受）。

有些高血压急症患者用口服短效降压药可能有益，如卡托普利、拉贝洛尔、可乐定。急症常用降压药有硝普钠（静脉）、尼卡地平、乌拉地尔、二氮嗪、肼苯哒嗪、拉贝洛尔、艾司洛尔、酚妥拉明等。

第五节　高血压的预防

一、高血压的一级预防

一级预防也叫病因预防，高血压的一级预防主要是危险因素的预防，具体措施包括：

（一）健康教育

我国高血压患者人数众多，但关于高血压的预防和健康教育现状不容乐观，许多高血压患者并不清楚高血压的危险因素有哪些，并且还有"无症状不吃药""血压升高猛吃药"等错误观点，其危害远远大于高血压本身。因此，健康教育对高血压的预防起着积极而重要的作用。目前，我国开展了多项大规模的健康教育计划，结果显示，健康教育可提高对高血压疾病的认识，改善高血压患者的生活习惯，提高患者的治疗依从性，减少高血压并发症。

预防高血压的健康教育内容主要包括了解高血压的危害，与高血压相关的危险因素，高血压的诊断标准和控制目标，长期规律服药及其重要性，限盐、控制体重、适当运动、戒烟戒酒等非药物治疗的重要性，检查血压的必要性，以及为何要接受随访和管理等。不同人群对高血压健康教育信息需求不同，侧重点需求也不同。因此，针对不同人群健康教育的需求进行教育，才能达到最好的效果。

健康教育方式应个体化、多样化，包括发放浅显易懂的宣传资料、保健知识宣传册，保健医师每周定期门诊时进行简单有效地宣传指导，利用媒体进行健康教育等。

（二）改善膳食结构

大量研究已经表明，膳食结构可影响血压，不合理的膳食是引起血压水平升高乃至发生高血压的重要危险因素，因此，改善膳食结构是防止血压升高、减少心血管疾病发生的有效措施。

（1）减少钠盐摄入量。我国人群食盐摄入量过高是导致高血压发生的重要原因之一。我国人群钠盐摄入的80%以上来自烹调或腌制食品。因此，减少钠盐摄入首先要减少烹调用盐，少吃各种咸菜及腌制品。世界卫生组织建议每人每日食盐量不超过6g。如果我国人群能将每日钠盐摄入量减至6g，预计25～55岁人群收缩压水平随年龄上升的幅度将减少50%，这对北方地区人群高血压的预防将起到重要的作用。此外，推广低钠代用盐也是减少钠盐摄入量的有效措施。

（2）减少脂肪摄入量。膳食中脂肪的摄入增多，将会使慢性病的危险增加，同时过高的膳食脂肪摄入将会使超重和肥胖增加，而超重和肥胖将增加患高血压的危险性。膳食中脂肪供能占总能量比例高于35%者与脂肪供能低于20%者比较，患高血压的危险性增高57%。降低膳食中脂肪总含量，减少饱和脂肪酸，增加不饱和脂肪酸，可使人群血压平均下降8mmHg，其中高血压患者血压下降更为明显。

（3）补充钾摄入量。人群研究显示，钾摄入量与血压水平、高血压的患病率及卒中危险之间呈负相关，而增加钾的摄入则可降低血压。一项纳入33例患者的Meta分析结果显示，每天补充60mmol以上的钾可使高血压患者的收缩压平均下降4.4mmHg，舒张压平均下降2.5mmHg；使血压正常者的收缩压平均下降1.8mmHg，舒张压平均下降1.0mmHg。此外，在每日310mmol的高盐饮食基础上大剂量补充60mmol的钾，能够拮抗高盐所致的血压升高，其效应与重度限盐（50mmol/d）相近。我国膳食中钾含量较低，特别是在北方钠盐摄入量高的地区。因此，高血压的预防除强调限盐外，应大力推动增加钾的摄入，尤其是盐敏感者。新鲜蔬菜中绿叶菜如菠菜、苋菜、雪里蕻、油菜等含钾较多，豆类含钾也丰富；此外，紫菜、海带，以及木耳、蘑菇等菌类也是钾的重要来源。

（4）多吃水果和蔬菜。2002年调查结果显示，我国居民平均每日蔬菜摄入量为276g，水果摄入量为45g；2012年我国城乡居民平均每标准人日蔬菜的摄入量为269.4克，与2002年相比，总体平均蔬菜摄入量下降，尤其是农村居民减少了29.5克；城乡居民平均每标准人日水果的摄入量为40.7克，处于较低水平。研究表明，增加水果和蔬菜的摄入量可使收缩压和舒张压分别下降3mmHg和1mmHg。增加水果和蔬菜的摄入量可在一定程度上预防高血压的发生。

（5）限制饮酒。尽管有研究显示饮酒与血压水平成J形曲线关系，少量或适量饮酒（每天摄入乙醇10～30g）者的血压水平比不饮酒或戒酒者低，但有研究证实，无论男性还是女性，饮酒剂量均与高血压患病率呈正相关，即高血压患病率随饮酒量的增加而上升，成直线型剂量-血压反应关系。此外，饮酒可影响降压药物的治疗作用。因此，高血压患者应戒酒，健康男性每日饮酒量应少于30g（40度白酒约1两），女性应少于15g（40度白酒约半两）。

（三）控制体重

根据《中国居民营养与慢性病状况报告（2015年）》，全国18岁及以上成人超重率为30.1%，肥胖率为11.9%，比2002年上升了7.3和4.8个百分点，6至17岁儿童青少年超重率为9.6%，肥胖率为6.4%，比2002年上升了5.1和4.3个百分点。而超重和肥胖是明确的高血压发病危险因素，在调整多种因素后，随着BMI和腰围的增加，高血压发病风险增加。因此，控制体重可有效降低中国成人血压水平。我国人群正常BMI为19～23.9kg/m^2，BMI≥24kg/m^{2}即为超重或肥胖。但控制体重并不是越低越好。研究显示，BMI与死亡风险成U形曲线，BMI≤15.0kg/m^{2}者死亡风险是BMI为22.6～27.5kg/m^{2}者的2.8倍。BMI与终末期肾病成J型曲线关系，BMI<18.5kg/m^{2}者发生终末期肾病的风险是BMI正常者的1.39（95%CI为1.02～1.91）倍。

（四）增加体力活动

缺乏体力活动可导致超重、肥胖、高血压、血脂异常、血糖升高，并增加发生心血管疾病的危险，增加体力活动可在一定程度上降低血压水平。进行体力活动前应先了解自己的身体状况，根据个人状况选择适合的运动种类、运动强度、运动频度和持续时间。可采用最大心率的65%～85%作为运动适宜心率来选择运动强度；运动频率一般要求每周3～5次，每次持续20～60分钟，具体运动种类和时间可根据运动者身体状况及气候和运动条件进行相应增减。

（五）减轻精神压力，保持健康心理状态

社会变迁快、生活方式日益更新，以及工作生活的压力，容易导致个人精神压力大，心理失衡而使血压升高。保持心理平衡应注意生活有规律，劳逸结合，保持心情舒畅；确保足够的睡眠时间，避免过累、紧张、激动和忧虑。

二、高血压的二级预防

（一）定期测量血压

正常成人每2年至少测量血压1次；35岁以上就诊患者实行首次门诊血压测量制度，即35岁以上人群不论因何原因就诊，均应测量血压；高危人群每半年进行一次血压测量，以便及早发现高血压，提高高血压的知晓率。

（二）及早治疗高血压

美国高血压监测和随访（HDFP）研究对10 940名高血压患者进行了随机试验，患者随机接受积极治疗和常规治疗，结果表明，无论患者有无靶器官损害，积极治疗组的病死率均低于常规治疗组。当出现晚期靶器官损害，或者已经出现心血管疾病后，即使进行降压治疗并同时采取全方位的干预措施，心血管事件发生率仍然非常高。因此，对高血压患者应及早进行干预治疗，提高高血压的治疗率。

三、高血压的三级预防

（一）规范管理高血压患者

对于明确诊断后的高血压患者应进行规范化管理，按患者危险程度分为低危、中危、高危3层，分别进行一、二、三级管理，血压稳定后分别每3、2、1个月各随访1次，每次随访应询问病情和降压反应确定治疗方案或维持治疗，明确降压目标。

（二）规范治疗高血压患者

高血压治疗包括非药物疗法和药物疗法。非药物疗法包括限盐、戒烟限酒、合理饮食、适当运动、心理平衡，针对患者的主要问题，采取相应的改善措施规范化药物治疗是血压达标的关键，大多数高血压患者需要终身服药，选择的降压药物有钙通道阻滞药、血管紧张素转化酶抑制药（ACEI）、血管紧张素Ⅱ受体拮抗药（ARB）、利尿药、β-受体阻滞药及固定复方制剂等。根据病情和患者具体情况选择适合该患者的降压药物降压治疗要达标，以提高高血压的控制率，减少心脑血管疾病的发生危险。

（三）倡导高血压患者进行自我管理

强调高血压患者自我管理的作用；实现医患双方共同设立优先问题，建立管理目标和治疗计划；促进患者高血压防治知识、技能和信念的提高；为患者提供自我管理技术支持和基本管理工具，改善其治疗的主动性和依从性。

四、特殊人群高血压预防

（一）肥胖高血压

流行病学调查提示，50%的肥胖患者同时有高血压，肥胖者高血压病的患病率是正常体重者的2～3倍。肥胖高血压病患者可能会发生严重的心血管及肾损伤。

1.控制体重

控制体重是治疗肥胖型高血压的重要方法之一。其减重最好的方式是控制热量摄入，坚持有氧运动。运动要循序渐进，持之以恒。对于肥胖者，减重不是一件容易的事，过度肥胖者，通过饮食和运动方式减重无效时，可考虑药物减肥治疗，但一定要在专科医生指导下进行。常用的控制体重的药物有：

（1）食欲抑制剂：主要成分有西布曲明，可通过抑制去甲肾上腺素、5-羟色胺和多巴胺的再摄取，增强饱食感，如盐酸西布曲明。

（2）增加代谢药：如甲状腺片等，以增加代谢，促进热量的消耗。这类药物不适合高血压等心血管病患者服用。

（3）减少营养吸收药物：如泻剂和纤维素制剂，包括中、西药物。

2.饮食调养

（1）必须减少食物的摄入量，但要根据不同食物所产生的热量多少加以区别对待。在数量相同的前提下，有些食物产生的热量较多，如动物性食物（尤其是脂肪），可相对减少这一类食物。

（2）应逐步减少每日的进食量，确定短期的减重目标和长期的减重目标，每日的减食量最多不能超过250g。也可以根据体重减轻的速度来判断减量是否合理，一般以每星期减轻体重500g为宜。

（3）多食用豆制品，用豆制品代替一部分主食和副食，以减少动物性食品的摄入，达到减肥的目的。

（4）选用含膳食纤维高的食物，增加饱胀感。

（5）限制糖和盐的摄入，摄取含钙、维生素C和B族维生素的食物，如豌豆苗、莴笋、芹菜、丝瓜、茄子、葵花子、核桃、牛奶、花生、鱼、虾、红枣、韭菜、柿子、芹菜、蒜苗等，适量饮茶。

3.合理用药

（1）对于高危、极高危高血压和减重疗效不佳、低中危险度高血压病患者，可选择血管紧张素转换酶抑制剂及血管紧张素Ⅱ受体拮抗剂，可增加胰岛素敏感性，对改善糖脂代谢有益。

（2）钙拮抗剂降压作用强，对代谢无不良影响，也可作为一线药物，可首先选用或与血管紧张素转换酶抑制剂及血管紧张素Ⅱ受体拮抗剂联合应用。

（3）小剂量利尿剂、选择性小剂量β-受体阻滞剂可以作为联合用药，但因其长期、大量应用对糖脂代谢存在一定的不利影响，故对于肥胖型高血压病患者，不提倡首先单独使用或将这两大类药物联合、长期应用。

（二）儿童高血压

高血压是一种常见病和多发病，但不仅限于成人患病，事实上任何年龄段的人都可能患高血压，包括刚出生的婴儿。只是成人尤其是中老年人患病率较高而已。近年来，儿童高血压的患病率也呈增高趋势。儿童高血压多无症状或症状不典型，常在体格检查时发现。少数患儿血压明显升高时，可表现为生长发育迟缓、头痛、恶心呕吐、易激动、生气、视力障碍，甚至出现心功能不全等（表1-6）。

表1-6　儿童高血压的诊断标准

年龄	血压值
3～6岁	＞110/70mmHg
7～12岁	＞120/80mmHg
≥13岁	＞140/90mmHg

1.病因

（1）心血管疾病：患有先天性主动脉狭窄的儿童，常有严重的高血压。因为循环功能较差，所以，这样的儿童个子一般长不高。

（2）肾脏疾病：如先天性肾脏发育不全、先天性泌尿道畸形、肾动脉狭窄、隐匿性肾炎、肾盂肾炎等，也多伴有血压升高。一般患者早期症状多较轻微，主要表现为发育迟缓、面色苍白、消瘦等，随着病情发展，可发生严重肾性高血压。此外，急慢性肾小球肾炎也常有高血压症状。

（3）内分泌疾病：引起血压增高的内分泌疾病有肾上腺皮质增生症、肾脏肿瘤等。临床上常表现为患儿发育迟缓、面色绯红、汗毛多且又黑又长，尤其前额和背部更为明显。

（4）维生素D过量：在儿童生长期，为了预防佝偻病，给孩子补耗时若长期服用维生素D制品，如注射维生素D或口服鱼肝油等，会促使大量钙沉积于肾脏和大血管，引起肾钙化和大血管钙化，也会引起高血压。肾钙化也常影响正常发育，使孩子长不高。

总之，血压正常与否，不仅是成年人应该关心的，对于儿童尤其是发育迟缓、个子矮的小胖墩，也要定期测量血压，发现异常时应及时请医生诊治。

2.危害

轻度儿童高血压在相当长时间内可能会无任何症状，但会逐渐造成人体血管、心脏、大脑和肾脏损害，患病儿童绝大多数在成年后会被高血压病所困扰，如造成心血管疾病、脑血管疾病、肾脏血管损害、糖尿病，甚至导致失明，更严重的会在没有任何不适的情况下出现血管堵塞，或心脏病突发而猝死。

3.预防措施

（1）定期监测

儿童从3岁起就开始定期给他们测血压，对有高血压家族史、肾炎病史及肥胖的4岁以上儿童，如果经常有头昏、头晕、心慌等症状，家长应提高警惕，尽早带孩子到医院测量血压，争取早期发现问题，予以合理治疗。

健康检查主要是检查有无肾脏及心血管方面的疾病，并进一步检查血糖，以区分高血压类型。

（2）治疗重点：如果是继发性高血压，治疗重点在于控制原发病；如果没有发现原发疾病，仍宜定期随访；如果血压不是很高，应先用非药物治疗，消除一些不良因素。

（3）减轻心理负担：给孩子减压，对他们功课的"关心"少一些，对日常生活的干涉少一些，同时教孩子正确评价自己，增强他们的信心，提高他们的精神状态。

（4）饮食调养：饮食做到"三少"。"三少"是指少盐、少脂、少糖。特别是洋快餐及碳酸饮料、糖果等过甜的食品，都应尽量从零食中划掉。

（5）运动调养：儿童每天坚持运动1小时，足球、篮球、跑步等都是不错的选择，对高血压有一定的防治作用。

（6）合理用药：目前认为，适合儿童的降压药主要有血管紧张素转换酶抑制剂、血管紧张素Ⅱ受体阻断剂、β–受体阻滞剂和利尿剂等。在医生的指导下，开始治疗时先用一种药物，由最小剂量开始，逐渐增大剂量直至血压控制满意的剂量，如果已达较大治疗量仍不满意，方可增加另一种药物，如血管紧张素转化酶抑制剂与利尿剂、钙拮抗剂与利尿剂合用。

（三）妊娠高血压

妊娠高血压（简称妊高征）是指妊娠期妇女所特有而又常见的疾病。妊娠高血压综合征按严重程度分为轻度、中度和重度，重度妊娠高血压综合征又称先兆子痫和子痫。

妊娠高血压以高血压、水肿、蛋白尿为主要表现，严重者出现抽搐、昏迷、心力衰竭。妊娠高血压严重威胁着母儿的生命，而且还可能引起后遗症，严重影响妇女健康。

1.子痫

子痫是指孕妇出现抽搐、痉挛甚至昏迷的症状。它往往是从妊娠期高血压发展而来的。部分女性妊娠后可能患上高血压，其中有些人除了血压升高，还伴有蛋白尿、病理性水肿等表现，这就是子痫前期。如果病情进一步发展，最终有可能发展为子痫。

（1）子痫的危害：严重的子痫前期或子痫，都有可能威胁孕妇和胎儿的生命。更糟糕的是，这种疾病还存在某种后续效应，例如，产妇产下女婴后，患子痫前期的风险也很高。即使准妈妈治疗得当，避开了子痫这一关，其日后患高血压、糖尿病、血管性疾病的风险也会比常人高出数倍。

（2）子痫前期或子痫的预防：孕前检查是预防子痫前期的第一关，目的在于尽早发现高风险的人群。以下五类人是子痫前期的易患人群：初孕妇女，尤其是年龄小于20岁或大于40岁；双胎、多胎的孕妇；有高血压易感因素、遗传因素的女性；有血管性疾病、肾病及糖脂代谢异常的女性；超重或营养不良的女性。

此外，曾有重度子痫前期、不明原因胎死宫内或胎盘障碍、胎儿生长受限的病史，以及有抗磷脂综合征的女性再次妊娠也属于高危人群。总之，属于上述任何一种情况的女性，孕前应尽早向产科医生咨询。

2.预防措施

（1）定期孕检：

孕妇在孕期一定要定期做检查，尤其是在20～32周测血压和观察有无浮肿，千万不要怕麻烦而忽视了早期症状，因为早期轻度的妊高征经过积极有效的治疗是可以治愈或控制病情发展的。

自我监测血压和每月定期进行肾功能检查；还应进行B超检查来监测胎儿的生长发育，进行早期胎儿成熟度的检查，有妊高征的产妇必须选择在38周或更早时给予分娩。

（2）注意休息：采取左侧卧位以减少子宫对下腔静脉的压迫，使下肢及腹部血流充分回到心脏；若发现下肢水肿，要增加卧床时间，把脚抬高休息。

（3）饮食调养：

控制热量和体重，以孕期正常体重增加（整个孕期不超过12kg）为标准，调整进食量。孕前超重者，更要尽量少吃或不吃糖果、点心、甜饮料、油炸食品及高脂食品。

控制脂肪摄入，并相应增加不饱和脂肪。

适当限制盐的摄入，多食用高蛋白质食物。每日摄取80～90g的蛋白质，可以避免产生水肿现象。如发现贫血，要及时补充铁质。

中国营养学会推荐，妊娠早、中、晚期每日的钙摄入量分别为800mg、1 000mg、1 200mg。

（4）合理用药：

①治疗妊娠高血压的主要药物是甲基多巴，辅助药物包括利尿剂、α-受体阻滞剂和β-受体阻滞剂，与主要药物联合使用，可降低主要药物剂量过大所致的副作用。

②原先有轻度高血压的患者应在受孕前或妊娠已被证实后停服抗高血压药物；原来有中度高血压的患者应采用甲基多巴治疗，开始可每次口服甲基多巴250mg，每日2次，并且可以增加至2g/d或更多，如出现过度嗜睡、抑郁和直立性

低血压综合征等副作用，应停止服用。

（四）更年期高血压

高血压是更年期常见的疾病。女性进入更年期以后，有些人由于心血管调节功能紊乱，会导致血压升高，并且以收缩压升高为主，血压波动较大。更年期高血压持续时间比较长，而且这种血压升高的改变对血管皮下的损伤较大，容易发生动脉粥样硬化。所以，处于更年期阶段或者即将步入更年期的人要及时做好预防和治疗措施。

（1）调整心态。由于更年期内会出现内分泌功能紊乱，尤其神经和体液系统会失去平衡，此时，机体需要经过一段时间的自我调整，才能达到新的平衡。因此，在此期间，女性应调整心态，解除思想顾虑，从容应付，并尽快适应。

（2）限制饮食。应选择低胆固醇食物，多吃蔬菜、瘦肉、豆制品、鱼类等食物。尤其应多吃富含纤维素的蔬菜，以减少胆固醇在肠内的吸收，还应限制进食过多动物脂肪。

（3）运动调养。可进行散步、快走、慢跑、中老年健美操、舞蹈、太极拳等运动，以帮助人们舒缓情绪、增强体质。在进行快走时要注意，步幅要在70cm左右，昂首挺胸，摆臂至胸前高度，每周至少走5天，每次要至少坚持走20分钟。当然，无论哪项运动都不能急于求成，应以不产生疲劳为度。

（4）用药及日常监测。

更年期高血压先不要急着用药，如果血压不是太高，且不适症状不严重，可先观察3个月至半年，更年期症状缓解后血压就可能会降下来。如果血压较高者或血压持续升高，应当使用降压药物。对有心动过速、胸闷不适者可用少量镇静剂和β-受体阻滞剂。

一般认为，更年期补充外源性雌激素对血压无不良影响，但部分人会出现血压升高的表现，因此，对采用雌激素替代疗法的妇女应予以血压监测。

（五）老年高血压

世界卫生组织（WHO）对老年高血压的定义是：年龄在60岁以上，血压值持续或非同日3次以上血压测量收缩压≥140mmHg和（或）舒张压≥90mmHg者，称为老年高血压。

1.老年高血压的特点

（1）患病率高。

（2）血压波动明显。

（3）脉压增大。

（4）假性高血压常见。

（5）直立性低血压多见。

（6）老年性高血压性心肌病常见。

2.预防措施

（1）合理用药：

老年人的血浆蛋白含量低，药物与蛋白的合成相对较少，使游离的活性药物浓度相对较高。此外，由于老年人的器官功能已经逐渐衰弱，肝脏对药物的解毒能力较差，肾的排泄功能也大大减退，所以同等剂量的药物在老年人的血液中浓度较高，当这种浓度超标后，不但不能起到降压的效果，还可能引起其他的不良反应。一般来说，老年高血压病患者的用药剂量应该是常规用量的1/2～2/3，并定期检查肝、肾功能。

当服用的某种药物不能控制血压时，就换另一种药物或小剂量联合用药。但换药不要过于频繁，要做到缓慢、温和、适度。

老年人最好选用长效降压药，以减少血压波动，靶器官损伤。

服药的同时定期测量血压，根据自觉症状和血压水平调整用药剂量，血压不宜降得过快或过低。

如果老年人还服用治疗其他疾病的药物，应考虑药物之间的相互作用以及对血压的影响。特别要避免使用可能会引起体位性低血压的药物，如α-受体阻滞剂（哌唑嗪等）。

目前，适合老年人使用的降压药有利尿药、β-受体阻滞剂、钙拮抗剂、血管紧张素转换酶抑制剂。

钙拮抗剂是老年高血压病患者的首选，适用于老年人各种程度的高血压，尤其适合老年单纯收缩期高血压或合并稳定型心绞痛、周围血管病或糖尿病者。老年患者选药时对优先选用长效制剂，如氨氯地平、硝苯地平控释片、拉西地平等，可单用或与β-受体阻滞剂、血管紧张素转换酶抑制剂联合使用。有心脏传导阻滞和心力衰竭者禁用非二氢吡啶类钙拮抗药，不稳定性心绞痛和急性心肌梗死者禁用速效二氢吡啶类拮抗药。

利尿药适合老年轻、中度高血压，尤其适合老年单纯收缩期高血压或并发心力衰竭者。

血管紧张素转换酶抑制剂作用较平稳，可保护或逆转靶器官损害，并对糖脂代谢有良好影响，适合老年高血压合并糖尿病或并发心功能不全、肾脏损害有蛋白尿者，双侧肾动脉狭窄、肾功能衰竭者禁用。老年人使用血管紧张素转换酶抑制剂一般宜小剂量使用，不耐受时可改用血管紧张素Ⅱ受体阻滞剂。

（2）饮食：

老年高血压病患者由于味蕾退化，对味道的敏感性降低，往往偏爱咸味或味重的食物，因此在饮食中一定要更加注意低盐，每天盐摄入量（包括酱油等调味料及含盐分的食物）不超过5g，必要时可加入醋调味。

老年人肠道功能减退，易患便秘，应多吃新鲜蔬果补充维生素C、无机盐和膳食纤维。

多吃含优质蛋白的食物，如鱼肉、鸡肉、豆类等，少吃油条、炸糕、五花肉等油腻食物。

戒浓茶，少饮酒，每日摄入酒精量不超过30g（女性减半）。

（3）运动调养：

老年人体质相对较差，容易受到气候条件的影响，特别是天气炎热或寒冷时，要特别注意保暖或防暑，以防止血压波动导致中风。

根据自身的特点制订运动计划，并采取循序渐进的方式来增加运动量。

老年高血压病患者宜选择低强度的运动锻炼，如散步、快走、慢跑、太极等，扭秧歌属于中等运动量，老年高血压病患者应慎重选择。一般来说，早期单纯性高血压、没有合并靶器官损害的老年人，如果没有冠心病，也没有心功能不全、心律失常、心肌肥厚等并发症，血压也控制得比较好，还是可以扭秧歌的。

（4）急救措施：当患者病情发作时，应立即绝对卧床休息，并且服用心痛定、降压乐、利血平等快速降压药。同时呼叫救护车，尽快送往就近医院系统治疗。

第二章 冠心病的诊疗与预防

第一节 冠心病的流行病学

冠心病发病率有明显的地区和性别差异。总体来说，男性多于女性，发达国家多于发展中国家，脑力劳动者多于体力劳动者。1978年世界卫生组织（WHO）公布了欧洲12个国家心肌梗死发病率，男女发病率最高均为芬兰，分别为730/10万和160/10万；男性最低为罗马尼亚105/10万，女性最低为保加利亚20/10万。冠心病是西方发达国家人群的主要死因，其年死亡人数可占到总死亡数的1/3左右。美国冠心病相关的猝死的发生率在30万～40万/年。美国从20世纪60年代开始，冠心病病死率呈下降趋势，这得益于20世纪60—80年代美国所进行的降低冠心病危险因素的努力。

从世界范围来看，我国目前冠心病发病率和病死率仍属于较低国家。然而近20年来，随着社会经济的快速发展和人们生活方式的改变，我国冠心病的发病率有显著的上升趋势。我国冠心病有较显著的地区差异，北方省市普遍高于南方省市，城市高于农村。冠心病死亡率位于肿瘤、脑卒中之后居第三位，预计到2020年将位居首位。2008年中国卫生服务第四次家庭健康询问调查的结果显示：城市调查地区缺血性心脏病的患病率为15.9‰，农村调查地区为4.8‰，城乡合计为7.7‰，与2003年第三次调查数据相比（城市12.4‰、农村2.0‰、合计4.6‰）大幅度升高。在所有心脏病死亡的构成比中，冠心病所占的比例也逐渐加大。2011年中国心血管疾病报告显示，根据我国冠心病政策模型预测，2010—2030年，我国35-84岁人群心血管疾病（心绞痛、心肌梗死、冠心病猝死）事件数增加将大于50%。据《2012年中国心血管病报告》，我国心血管病患者为2.9亿，每10秒就有1人死于心血管疾病，占总死亡人数的41%。其中冠心病，尤其是急性心肌梗死危害最大，我国平均每年有200万新发心肌梗死患者，且以每年10.42%的速度增长，严重威胁人类健康，并给社会带来沉重负担。根据最新发布的《中国心血管病报告》显示，我国心血管疾病流行趋势明显，导致心血管疾病患病人数增加。总体上看，我国心血管疾病患病率及病死率仍处于上升阶段。无论城市或农村、男性或女性，急性心肌梗死（AMI）病死率均随年龄的增加而增加，40岁开始显著上升，其递增趋势近似于指数关系。《中国卫生和计划生育统计年鉴2014》显示，2013年我国城市居民冠心病病死率约为100.86/10万，农村居民为98.68/10万，与2012年（分别为93.17/10万，68.62/10万）相比明显提高。城市冠心病病死率高于农村，但两者之间的差距正在明显缩小；男性高于女性。AMI病死率呈上升趋势。China PEACE研究对2001—2011年13 815例ST段抬高型心肌梗死患者的分析数据显示，AMI住院率呈逐年上升趋势，入院24小时内阿司匹林和氯吡格雷的使用率显著增加，虽然直接经皮冠状动脉介入治疗（PCI）的使用不断增多，但由于接受溶栓治疗的患者比例降低，因而总的接受再灌注治疗患者比例并未提高。

因此，目前冠心病的预防及诊治已成为临床心血管科工作的重中之重。

第二节　冠心病的临床表现

冠心病是"冠状动脉性心脏病"的简称，是由于冠状动脉粥样硬化（致血管狭窄或阻塞）或痉挛造成本身狭窄（或阻塞加重），发生冠脉循环障碍，引起心肌血氧供需之间失衡而导致心肌缺血缺氧或坏死的一种心脏病，亦称缺血性心脏病。

根据冠状动脉病变的部位、范围、血管阻塞程度、心肌供血不足的发展速度、范围和程度的不同，本病可分为5种临床类型。

一、无症状型冠心病

无症状型冠心病是无临床症状，但客观检查有心肌缺血表现的冠心病，亦称隐匿性冠心病。其心肌缺血的心电图表现可见于静息时、增加心脏负荷时或仅在24小时动态观察中间断出现（无痛性心肌缺血）。无痛性心肌缺血的机制尚不清楚，可能原因是对疼痛刺激的敏感性有变异并有冠状动脉微血管功能失调。

患者多属中年以上，表现为两种类型：Ⅰ型无症状型心肌缺血，发生于冠状动脉狭窄的患者，有时心肌缺血很严重，但患者一直都没有感受到心绞痛；Ⅱ型无症状心肌缺血可发生于慢性稳定型心绞痛、不稳定型心绞痛及变异型心绞痛患者。在体格检查时发现心电图（静息、动态或负荷试验）有ST段压低、T波倒置等，或放射性核素心肌显像（静息或负荷试验）示心肌缺血表现。

二、心绞痛型冠心病

心绞痛型冠心病是冠状动脉供血不足，心肌急剧的、暂时的缺血与缺氧所引起的临床综合征。

（一）症状

心绞痛以发作性胸痛为主要临床表现，疼痛的特点如下：

（1）部位。主要在胸骨体上段或中段之后，可波及心前区，有手掌大小范围，常放射到左臂内侧达无名指或小指、左肩部。

（2）性质。胸痛常呈压迫、发闷或紧缩性，有时如有重物压在胸部，偶伴有濒死的感觉。

（3）诱因。常由于劳动或情绪激动（如愤怒、焦急、过度兴奋等）所激发，饱食、寒冷、吸烟、大便用力、心动过速、休克等亦可诱发。疼痛发生在劳累的当时，而不在一天或一阵劳累之后。典型的心绞痛在相似的条件下重复发生。

（4）持续时间。疼痛出现后渐加重，在3~5分钟后渐消失，持续最长者一般小于15分钟，多在停止原来诱发症状的活动后缓解，舌下含化硝酸甘油也能在几分钟内缓解，可数天或数周发作一次，亦可一天多次发作。

（5）其他症状。发作时心率增快、血压升高、表情焦虑、皮肤冷或出冷汗等。

（二）分型

1.劳累性心绞痛

心绞痛的发作是由于各种心肌耗氧量的增加而诱发的，又可分为3型。

（1）稳定型劳累性心绞痛：符合上述心绞痛的特点，病程持续1个月或1个月以上。

（2）初发型劳累性心绞痛：发作特征同上，但病程在1个月以内。

（3）恶化型劳累性心绞痛：原有稳定型心绞痛，发作次数、严重程度及持续时间突然加重，且诱发的活动量亦见下降，含服硝酸甘油的疗效减退。

2.自发性心绞痛

其特点是疼痛的发作与心肌耗氧量的增加无明显的关系，可在休息、夜间发作，持续时间较长、程度较重，且不易为硝酸酯类药物所缓解。发作时心电图可出现ST段下移和T波改变。自发性心绞痛有特殊类型——变异型心绞痛，发作时心电图ST段抬高，但含服硝酸甘油有效。这类心绞痛的发作往往与冠状动脉的较大分支发生痉挛有密切的关系。

三、心肌梗死型冠心病

症状严重，由冠状动脉闭塞致心肌急性缺血性坏死所致。

（一）先兆

（1）首次心绞痛发作，持续15~30分钟或更久，含服硝酸甘油效果不佳。

（2）不稳定型心绞痛反复发作。

（3）原有稳定型心绞痛性质发生改变，发作频繁、程度加重、持续时间延长、病情恶化。

（4）疼痛伴有恶心、呕吐、面色苍白、大汗等，常同时有血压的骤降。

（5）心绞痛伴心功能不全。

（6）心绞痛伴发心律失常。

（二）症状

（1）疼痛。是最先出现的症状，疼痛部位和性质与心绞痛相同，但多无明显诱因，且常发生于安静时，程度较重，持续时间较长，可达数小时或数天，休息和含化硝酸甘油片多不能缓解。患者常烦躁不安、出冷汗、恐惧或有濒死感。有少数患者无疼痛，一开始即表现为休克或急性心力衰竭。部分患者疼痛部位在上腹部，常被误认为胃穿孔、急性胰腺炎等急腹症；部分患者疼痛放射至下颌、颈部、背部上方，被误认为是骨关节痛。

（2）全身症状。有发热、心动过速等症状，体温一般在38℃左右，很少超过39℃，持续约1周。

（3）胃肠道症状。剧痛时常频繁恶心、呕吐、上腹胀痛，梗死后常有食欲减退、腹胀，部分患者发生呃逆。

（4）心律失常。多发生在起病1～2天内，而以24小时内最多见。常伴有乏力、头晕、昏厥等症状。各种心律失常以室性心律失常最常见，房室传导阻滞和束支传导阻滞也较多见。

（5）低血压和休克。疼痛期中血压下降常见，但未必是休克。如疼痛缓解而收缩压仍低于80mmHg，有烦躁不安、面色苍白、皮肤湿冷、脉细而快、大汗淋漓、尿量减少（＜20mL/h）、神志迟钝，甚至昏厥者，则为休克的表现。休克多在起病后数小时至1周内发生。

（6）心力衰竭。主要为左心衰竭，可在起病最初几天内发生，或在疼痛、休克好转阶段出现，为梗死后心脏收缩力显著减弱或不协调所致。出现呼吸困难、咳嗽、咳粉红色泡沫样痰、发绀、烦躁等症状，严重者可发生肺水肿，随后可发生颈静脉怒张、肝大、水肿等右心衰竭的表现。右心室心肌梗死者可一开始就出现右心衰竭的表现，伴血压下降。

（三）并发症

1.乳头肌功能失调或断裂

总发生率可高达50%。二尖瓣乳头肌因缺血、坏死等使收缩功能发生障碍造成不同程度的二尖瓣脱垂并关闭不全，心尖区出现收缩中晚期喀喇音和吹风样收缩期杂音，第一心音可不减弱，可引起心力衰竭。

2.心脏破裂

少见，常在起病1周内出现，多为心室游离壁破裂，造成心包积血引起急性心脏压塞而猝死。偶为心室间隔破裂造成穿孔，在胸骨左缘第3～4肋间出现响亮的收缩期杂音常伴有震颤，可引起心力衰竭和休克致患者在数日内死亡。

3.栓塞

发生率为1%～6%，见于起病后1～2周，如为左心室附壁血栓脱落所致，则引起脑、肾、脾或四肢动脉栓塞。由下肢静脉血栓形成部分脱落所致，则发生肺动脉栓塞。

4.心室膨胀瘤

也就是室壁瘤，主要见于左心室，发生率为5%~20%，易致顽固性心力衰竭、心律失常。体格检查可见左心界扩大，心脏搏动较广泛，可有收缩期杂音。瘤内发生附壁血栓时，心音减弱。心电图ST段持续抬高。X线透视、超声心动图、放射性核素心脏血池显像及左心室造影可见局部心缘突出，搏动减弱或有反常搏动。

5.心肌梗死后综合征

发生率为10%。于心肌梗死后数周至数月内出现，可反复发生，表现为心包炎、胸膜炎或肺炎，有发热、胸痛等症状，可能为机体对坏死物质的变态反应。

6.肩手综合征

肩臂强直、活动受限并有疼痛，主要是由于心肌梗死后肩臂不活动所致，现已少见。

7.心室间隔穿孔

多发生于心肌梗死1周内，表现为原有症状加重，出现心力衰竭、休克，听诊可发现新出现的胸骨左缘收缩期杂音。

四、缺血性心肌病型冠心病

缺血性心肌病型冠心病的病理基础是心肌纤维化。为心肌的长期供血不足，心肌组织发生营养障碍和萎缩，或大面积心肌梗死后，纤维组织增生所致，临床表现为心脏增大、心力衰竭和心律失常。诊断主要依靠动脉粥样硬化的证据和排除可引起心脏增大、心力衰竭和心律失常的其他器质性心脏病；心电图除心律失常外可见冠状动脉供血不足的变化；放射性核素心脏血池显像示心肌缺血和室壁运动异常；超声心动图也可显示室壁的异常运动。如以往有心绞痛或心肌梗死史，则有助于诊断，选择性冠状动脉造影和（或）冠脉内超声显像可确定诊断。

五、猝死型冠心病

猝死型冠心病指由于冠心病引起的不可预测的突然死亡，在急性症状出现以后6小时内发生心脏停搏所致。主要是由于缺血造成心肌细胞电生理活动异常，而发生严重心律失常导致。由于猝死可以随时随地发生，因此普及心脏复苏抢救知识，使基层医务人员和群众都能掌握这一抢救措施，一旦发现立即就地抢救，对挽救本病患者的生命有重大意义。对冠心病患者及时地进行治疗，特别是对有可能演变为心搏骤停的心律失常及时发现，通过临床心脏电生理检查，及时选用抗室性心律失常药或应用埋藏式心脏复律除颤器（ICD），则对预防猝死的发生会有帮助。

第三节　各型冠心病的诊断与鉴别诊断

一、慢性稳定型心绞痛的诊断与鉴别诊断

（一）诊断

根据典型的发作特点，结合年龄和存在的其他冠心病危险因素，除其他疾病所致的胸痛外，即可建立诊断。发作时典型的心电图改变为：以R波为主的导联中，ST段压低，T波平坦或倒置，发作过后数分钟内逐渐恢复。心电图无改变的患者可考虑做心电图负荷试验。发作不典型者，诊断要依靠观察硝酸甘油的疗效和发作时心电图的变化，如仍不能确诊，可以考虑做心电图负荷试验或24小时的动态心电图连续监测。诊断困难者可考虑行超声心动图负荷试验、放射性核素检查和冠状动脉CTA。考虑介入治疗或外科手术者，必须行选择性冠状动脉造影。

（二）鉴别诊断

（1）食管疾病。常见的可能像心绞痛的或同时伴有心绞痛的食管病症，有胃食管反流（病）和食管动力障碍，包括食管痉挛和以高度蠕动性收缩和强度失弛缓性为典型的"坚果钳"食管。有症状的食管反流常见，且估计占其他方面健康人群的7%左右。

食管痛的典型表现是"胃灼热"，特别是与改变体位、进食和伴发吞咽困

难有关。在吞咽时或吞咽后，食管痉挛也可产生连续不断的强度相同的胸骨后不适。

没有简单的方法来诊断产生胸痛的食管疾病，每个标准试验的预测价值不高。在一系列食管痛的200例病例中，胃灼热占表现的85%，21%诉痛可放射到双臂，5%诉痛可放射到手指，20%痛是由劳累引起。食管痛和心绞痛都可由硝酸甘油缓解，这更使区分两者困难和复杂化。但食管痛常可由牛乳、抗酸剂、食物或偶可由温热的液体所缓解。

胃食管反流（病）：灌注酸到食管或Bernstein试验有助于诊断。用鼻胃管，置其尖端于食管中端水平，交替注入稀释的酸和生理盐水。灌注酸时，90%以上的患者产生痛伴胃食管酸反流，但若患者再出现了症状，此试验具有价值。在远端的导管尖端的电极记录到的pH，也可以提供食管是否存在过度酸反流的客观证据。

食管动力障碍：常见于不明原因的胸骨后痛的患者，若可能，应特别排除或肯定其原因。除胸痛外，大多数这些患者有吞咽困难。虽然吞钡能显示动力问题，但食管测压法可明确有无弥漫性食管痉挛、食管下端括约肌压力增加和其他动力病损。药物激发试验如乙酰胆碱，可激发食管痛和痉挛。食管反流的外科或内科治疗可改善胸痛伴反流发作的症状。

（2）胆绞痛。胆绞痛常由胆囊或胆管阻塞引起胆囊的压力快速上升所致。多表现为右上腹疼痛，可放射到肩背部，部分患者波及心前区，患者疼痛发作常与进食油腻、饱餐有关，疼痛发作常伴发热、恶心、呕吐、厌油、黄疸，查体右上腹压痛阳性、墨菲征阳性，腹部超声可发现炎症、结石、胆管扩张等病变，有助于鉴别。

3.神经、肌肉和骨骼的原因

（1）肋骨胸骨综合征：1921年，泰齐（Tietee）首先描述一种局部痛和压痛症状群，常限于前胸壁，伴肋软骨肿胀，这种情况产生像心绞痛的痛。完整的泰齐综合征是少见的，然而肋骨软骨炎产生肋骨软骨关节压痛（无肿胀）是相对多见的。触诊这些关节引起的痛是常有的临床体征。在检查这些患者时应常规地施压于前胸壁。治疗肋骨软骨炎常包括抗焦虑治疗和抗感染治疗。

（2）颈脊神经根炎：这可表现为持续性疼痛，可伴有感觉缺失，疼痛可与颈运动有关，类似肩运动时由于滑囊炎而触发痛。皮肤的过度疼痛区（由于指在背部快速移动并施以压力而得知）可导向怀疑胸廓根部痛。可由颈肋骨压迫臂神经丛所致。此外一些颈肩部的肌肉、关节疾病也可导致类似心绞痛症状，如肩关节炎、肌腱钙化、滑囊炎、肋软骨炎等。

（3）胸出口综合征：胸出口综合征涉及从胸腔的上缘出来（或通过）的神经和血管结构。按照压迫主要神经、血管的部位曾有多种命名，包括第1胸肋骨、颈肋骨、前斜角肌、肋骨锁骨综合征和外展过度综合征，压力可出现于斜角肌间三角区、肋骨锁骨间隙或喙突。30%的患者有明确的骨异常，例如，异常的颈肋骨、第1和第2肋骨融合及锁骨畸形参与压迫现象。症状可与职业的活动、不良的体位，将双臂上举过头的不良睡姿或击打颈部所致的急性外伤有关。好发于20—40岁，女性较男性多见，约为3∶1。

大多数胸出口综合征者诉上肢痛，常在尺神经分布区，常有感觉异常和减退，但仅10%的患者出现麻木和运动较弱。虽然疼痛几乎总影响手和臂，但也可放射到头、颈、肩区、肩胛或腋下，极少数患者的疼痛出现于前胸壁，其多次发作被怀疑可能是冠心病所致。许多患者可因细致的体检和神经检查而肯定诊断。有前胸痛的患者应检查心脏。

（4）带状疱疹：带状疱疹的疹前期以一个或多个皮区为典型。在受侵的皮肤常是敏感的。患者可诉全身不适、头痛和发热。直到出现皮疹前，此情况常被误诊，皮疹可在4~5天内才出现。水疱和痛分布局限于一脊神经控制的躯体，因此易与心肌缺血混淆。

（5）不明原因的胸壁痛和触痛：触诊和胸部活动（例如，弯腰、屈身、扭转或行走时摆动手臂）可致疼痛。与心绞痛相反，疼痛可持续几秒或几小时，硝酸甘油不能使其立即缓解。一般不需治疗，偶需用非甾体抗炎药物。

4.重度右心室高压。二尖瓣狭窄、原发性肺动脉高压、肺栓塞和由于慢性肺疾病所致的肺心病等病变可产生疼痛。它可出现于肺动脉高压时，例如，重度瓣膜型肺动脉狭窄伴右室高压。目前认为此种痛（与肺动脉压高低无明显关系，也不是肺动脉扩张所致）是由于心肌灌注不良，而心肌灌注不良是由于心排血量受限，在收缩期因右室高压而减少冠状动脉血流和增加右室耗氧所致。这种疼痛也多出现在活动时，常伴气短、头晕、晕厥等症状，查体可见胸骨旁抬举性搏动，肺动脉瓣第二心音亢进，心电图可有右心肥大的表现。

二、不稳定型心绞痛的诊断与鉴别诊断

（一）诊断

1.诊断依据

对同时具备下述情形者，应诊断为不稳定型心绞痛。

（1）临床新出现或恶化的心肌缺血症状表现（心绞痛、急性左心衰竭）或心电图心肌缺血图形。

（2）无或仅有轻度的心肌酶（肌酸激酶同工酶）或TnT、TnI增高（未超过2倍正常值），且心电图无ST段持续抬高。应根据心绞痛发作的性质、特点、发作时的体征和发作时的心电图改变及冠心病危险因素等，结合临床综合判断，以提高诊断的准确性。心绞痛发作时心电图ST段抬高或压低的动态变化或左束支阻滞等具有诊断价值。

2.危险分层

不稳定型心绞痛的诊断确立后，应进一步进行危险分层，以便于对其进行预后评估和干预措施的选择。

（1）中华医学会心血管分会关于不稳定型心绞痛的危险度分层：根据心绞痛发作情况，发作时ST段下移程度及发作时患者的一些特殊体征变化，将不稳定型心绞痛患者分为高、中、低危险组（表2-1）。

表2-1　不稳定型心绞痛临床危险度分层

组别	心绞痛类型	发作时ST降低幅（mm）	持续时间（分钟）	肌钙蛋白T或I
低危险组	初发、恶化劳力型，无静息时发作	≤1	<20	正常
中危险组	1个月内出现的静息心绞痛，但48小时内无发作者（多数由劳力型心绞痛进展而来）或梗死后心绞痛	>1	<20	正常或轻度升高
高危险组	48小时内反复发作静息心绞痛或梗死后心绞痛	>1	>20	升高

注：（1）陈旧性心肌梗死患者其危险度分层上调一级，若心绞痛是由非梗死区缺血所致时，

应视为高危险组。（2）左心室射血分数（LVEF）＜40%，应视为高危险组。（3）若心绞痛发作时并发左心功能不全、二尖瓣反流、严重心律失常或低血压[SBP ≤ 12.0kPa（90mmHg）]，应视为高危险组。（4）当横向指标不一致时，按危险度高的指标归类。例如：心绞痛类型为低危险组。但心绞痛发作时 ST 段压低＞1mm，应归入中危险组。

（2）美国ACC/AHA关于不稳定型心绞痛/非ST段抬高型心肌梗死的危险度分层（表2-2）。

表2-2　ACC/AHA关于不稳定型心绞痛/非ST段抬型高心肌梗死的危险度分层

危险分层	高危（至少有下列特征之一）	中危（无高危特点但有以下特征之一）	低危（无高中危特点但有下列特点之一）
病史	近48小时加重的缺血性胸痛发作	既往MI或脑血管病，或冠状动脉旁路移植术，或使用阿司匹林	
胸痛性质	静息心绞痛＞20分钟	静息心绞痛＞20分钟，现已缓解，并有高、中度冠心病可能，静息心绞痛＜20分钟，经休息或含服硝酸油缓解	过去2周内新发CCS分级Ⅲ级或Ⅳ级心绞痛，但无长时间（＞20分钟）静息性胸痛，有中度或高度冠心病可能
临床体征或发现	第三心音、新的或加重的奔马律，左室功能不全（EF＜40%），二尖瓣反流、严重心律失常或低血压[SBP≤12.0kPa（90mmHg）]或存在与缺血有关的肺水肿，年龄＞75岁	年龄＞75岁	
ECG变化	休息时胸痛发作伴ST段改变＞0.05mV；新出现的束支传导阻滞；新出现的持续性心动过速	T波倒置＞0.2mV，病理性Q波	胸痛期间ECG正常或无变化
肌钙蛋白监测	明显增高（TnT或TnI＞0.1μg/mL）	轻度升高（即TnT＞0.01μg/mL，但＜0.1μg/mL）	正常

（二）鉴别诊断

在确定患者为心绞痛发作后，还应对其是否稳定做出判断。

与稳定型心绞痛相比，不稳定型心绞痛症状特点是短期内疼痛发作频率增加、无规律，程度加重、持续时间延长、发作诱因改变或不明显，甚至休息时亦出现持续时间较长的心绞痛，含化硝酸甘油效果差或无效，或出现了新的症状如呼吸困难、头晕，甚至晕厥等。不稳定型心绞痛的常见临床类型包括初发劳力型心绞痛、恶化劳力型心绞痛、卧位型心绞痛、夜间发作的心绞痛、变异型心绞痛、梗死前心绞痛、梗死后心绞痛和混合型心绞痛。

临床上，常将不稳定型心绞痛和非ST段抬高型心肌梗死（NSTEMI）及ST段抬高型心肌梗死（STEMI）统称为急性冠脉综合征（ACS）。

不稳定型心绞痛和非ST段抬高型心肌梗死是在病因和临床表现上相似、但严重程度不同而又密切相关的两种临床综合征，其主要区别在于缺血是否严重到导致足够量的心肌损害，以至于能检测到心肌损害的标志物肌钙蛋白（TnI、TnT）或肌酸激酶同丁酶（CK-MB）水平升高。如果反映心肌坏死的标志物在正常范围内或仅有轻微增高（未超过2倍正常值），就诊断为不稳定型心绞痛，而当心肌坏死标志物超过2倍正常值时，则诊断为非ST段抬高型心肌梗死。

不稳定型心绞痛和ST段抬高型心肌梗死的区别，在于后者在胸痛发作的同时出现典型的ST段抬高，并具有相应的动态改变过程和心肌酶学改变。

三、急性心肌梗死（AMI）的诊断与鉴别诊断

（一）诊断

（1）急诊科对疑诊AMI患者的诊断。AMI早期诊断、及时治疗可提高患者存活率并改善左室收缩功能。医生对送达的急性缺血性胸痛和疑诊AMI的患者，应迅速、准确地做出诊断。询问缺血性胸痛史和描记心电图是急诊科医生迅速筛查心肌缺血和AMI的主要方法。

缺血性胸痛史：除了注意典型的缺血性胸痛外，还要注意非典型的缺血性胸痛。后者常见于女性患者和老年人。要与急性肺动脉栓塞、急性主动脉夹层、急性心包炎及急性胸膜炎引起的胸痛相鉴别。

迅速评价：初始18导联心电图应在首次医疗接触10分钟内完成，18导联心电图是急诊科诊断的关键，可用以确定即刻处理方案。

①对ST段抬高或新发现的左束支传导阻滞的患者，应迅速评价溶栓禁忌

证，有适应证者尽快开始溶栓或PTCA治疗。

②对ST段明显下移、T波倒置或有左束支传导阻滞，临床高度提示心肌缺血的患者，应入院抗缺血治疗，并做心肌标志物及常规血液检查。

③对心电图正常或呈非特征性心电图改变的患者，应在急诊科继续对病情进行评价和治疗，并进行床旁监测，包括心电监护，迅速测定心肌标志物浓度及二维超声心动图检查等。

（2）诊断。AMI的诊断必须至少具备下列3条标准中的两条。

第一，缺血性胸痛的临床病史。

第二，心电图的动态演变。

第三，心肌坏死的血清心肌标志物浓度的动态变化。

部分AMI患者心电图不表现为ST段抬高，因此血清心肌标志物浓度的测定对AMI的诊断起着更重要的作用。在应用心电图诊断AMI时，应注意到超急性期T波改变、后壁心肌梗死、右室梗死及非典型心肌梗死的心电图表现，伴有左束支传导阻滞时可造成心电图诊断AMI困难。

如果已具备AMI的典型表现，即开始紧急处理，如果心电图表现无决定性的诊断意义，早期血液化验结果为阴性，但临床表现高度可疑，则应进行血清心肌标志物连续监测。

（二）鉴别诊断

（1）不稳定型心绞痛。其性质、部位与急性心肌梗死相似，但每次发作时间少于15分钟，发作次数频繁，含化硝酸甘油有效，发作常因体力活动或情绪激动而诱发。临床上多无心力衰竭及休克，无心肌坏死表现如发热、白细胞计数增多、红细胞沉降率显著增快等；实验室检查血清酶无变化，其心电图缺乏心肌梗死动态演变过程。

（2）主动脉夹层动脉瘤。起病症状有类似急性心肌梗死的胸痛，但更为剧烈，常为刀割样剧痛，疼痛范围更广泛，可向下肢放射，休克症状与血压不相平衡。根据夹层动脉瘤累及的部位不同，可同时有器官受累的症状和体征。X线和超声心动图可见主动脉明显增宽，缺乏急性心肌梗死心电图的特征性改变及血清酶学变化，主动脉CTA可明确诊断。

（3）肺栓塞。出现突然胸痛、气急、发绀、咯血、呼吸困难及休克等表现，常有右心负荷急剧增加改变。如右心室增大、第二心音亢进、分裂和右心衰竭体征，心电图可有电轴右偏、肺性P波、右心室扩大及典型的Q_{III}、T_{III}、S_I，且心电图变化多于3~4天恢复正常。LDH总值可增高，但LDH同工酶和CPK不升高。放射性核素及肺血流灌注扫描有助于诊断。

（4）急性心包炎。特别是急性非特异性心包炎，也可有严重胸痛及ST段抬高，与急性心肌梗死有时难以区别。但急性心包炎疼痛于咳嗽和深吸气时加重，早期有心包摩擦音，不伴有休克，心电图除aVR导联外，多数导联ST段抬高，凹面向上，T波倒置，无异常Q波，无心肌梗死演变过程，无血清酶学改变。

（5）食管破裂。食管穿孔或破裂是严重的，常很快致死。紧急手术治疗可将病死率降低到30%。食管破裂，75%是因器械操作所致，此外也可由异物或存留导管、钝伤或穿刺伤、胃溃疡或食管癌产生压迫性坏死所致。

食管自动破裂可由于饱餐后干呕或呕吐所致。此时有剑突下疼痛且放射到肩胛间区。患者出现呼吸困难、大汗和发绀。接着出现苍白、心动过速和休克及纵隔气体的体征（在胸壁、颈部和锁骨上窝触及捻发音）。心前区听诊发现纵隔摩擦音，即所谓食管破裂的诊断基于呕吐或食管机械操作后的症状和体征。站立位胸部X线检查可发现纵隔气体和胸腔积液。吞钡X线检查可肯定破裂的位置。破裂也可被封闭而不能由食管图发现，但从胸腔抽出酸性液体可证明有食管破裂。治疗常靠外科手术，也可行纵隔引流。

（6）急性胰腺炎。偶尔急性胰腺炎与心肌梗死或主动脉夹层的发作相似。急性胰腺炎产生上腹部疼痛，可放射到背部（第10胸椎到第2腰椎水平）和前胸下部。严重胰腺炎可产生休克样状况。有发热，可出现板状腹、反跳痛、肠梗阻、黄疸和胃肠道出血。

白细胞计数可高达（20~50）×10^9/L。由于血液浓缩可使血细胞比容上升，也可出现高血糖和黄疸。大多数病例在8小时后血清淀粉酶升高，且超过280U/L，直至48小时后趋向恢复正常。测定尿淀粉酶浓度和血清脂肪酶也对诊断胰腺炎有价值。血清钙水平下降。急性发作前还可出现血脂异常。心电图可示ST-T压低和T波改变，偶见似心肌梗死的QRS改变。腹部X片可示麻痹性肠梗阻，胀大的肠环、胰腺钙化和腹腔积液。胸部X线检查可见左侧横膈升高和胸腔积液，抽出的胸腔积液中的淀粉酶比血清中的更高。处理为治疗休克，维持适当血容量，减少胰腺分泌和治疗并发症。病死率在50%~80%，因胰腺水肿、坏死和出血的程度而异。

四、无症状心肌缺血的诊断与鉴别诊断

（一）诊断

常见于40岁以上男性、45岁以上女性患者，休息时心电图有明显心肌缺血表现或心电图运动试验阳性，排除其他原因（各种其他心脏病、自主神经功能失调、显著贫血、阻塞性肺气肿、服用洋地黄、电解质紊乱），并有下列3项中的2项者：高血压、高胆固醇血症、糖尿病。如无有关临床症状，可诊断为无症状心肌缺血。

（二）鉴别诊断

1.自主神经功能失调

此病有一种类型表现为肾上腺素能 β－受体兴奋性增高，患者心肌耗氧量增加，心电图可出现 ST 段压低和 T 波倒置等改变；临床上表现为精神紧张、心率加快、手心和腋下多汗、时有叹息状呼吸。服用普萘洛尔 10～20mg 后 2 小时，待心率减慢后做心电图检查，可见 ST 段和 T 波恢复正常，可资鉴别。另有一种类型主要见于中年妇女，可能与迷走神经张力过高有关，表现为运动试验假阳性。鉴别要点：

（1）ST段压低见于运动后即刻心电图，并很快恢复正常。

（2）当患者运动后保持直立位时，ST段压低可持续存在，而且还可能进一步压低，卧位后迅速恢复正常。缺血性ST段压低则与体位无关。

（3）aVF导联可见ST段持续压低。

2.其他

各种心肌炎、心肌病、心包病及多种心脏病、电解质紊乱、内分泌疾病和某些药物都可引起ST段和T波改变，根据病史及临床表现不难做出鉴别。

第四节 各型冠心病的药物治疗

一、慢性稳定型心绞痛患者的药物治疗

稳定型心绞痛是冠心病最常见的类型，治疗原则是：

第一，改善冠脉血液供应，降低心肌耗氧量，控制心绞痛症状，提高生活质量。

第二，预防心肌梗死及猝死，改善预后延长寿命。

第三，药物治疗、介入治疗和外科手术等治疗之间应相辅相成，每个患者需经权衡风险—效益比，给予个体化治疗。

（一）概述

稳定型心绞痛患者应避免各种诱发因素，调节饮食，戒烟限酒，控制体重，纠正冠心病易患因素（如贫血、甲亢、心力衰竭等）。同时评估日常生活及工作量，合理调整生活方式，减轻或避免心肌缺血的发作。

（二）抗血小板药物

如无禁忌，所有有或无症状的急性及慢性缺血性心脏病患者均应常规使用阿司匹林75～150mg/d，如不能服用阿司匹林，可应用P2Y12受体拮抗药，主要包括噻吩吡啶（氯吡格雷、普拉格雷）和非噻吩吡啶类（替格瑞洛）。氯吡格雷75mg，每天1次；替格瑞洛90mg，每天2次。而磷酸二酯酶抑制药（如双嘧达莫和西洛他唑）尚无稳定型心绞痛治疗的证据。GPⅡb/Ⅲa受体抑制药主要短期用于某些接受经皮冠状动脉介入治疗（PCI）的患者。此外，还有一些抗血小板药物正在研发中，如凝血酶受体拮抗药。

（三）降脂药物

近期临床研究证实，他汀类药物[3-羟基-3甲基戊二酰辅酶A（HMG-CoA）

还原酶抑制药]通过降脂和其他多种机制稳定冠状动脉粥样硬化斑块、阻止病变进展，甚至可逆转内皮细胞对引起冠状动脉收缩的化学及物理性应激反应，从而改善临床预后，是冠心病治疗的最重要内容之一，对于冠心病患者只要无禁忌证，推荐尽早使用他汀类药物治疗并在出院后继续应用。应用血管内超声发现，他汀类药物可以减缓冠状动脉粥样硬化的进程，甚至可使冠状动脉粥样硬化斑块回缩。国内现有他汀类药物有洛伐他汀（20～80mg/d）、辛伐他汀（10～80mg/d）、普伐他汀（20～80mg/d）、氟伐他汀（40～80mg/d）、阿托伐他汀（10～80mg/d）、瑞舒伐他汀（5～20mg/d，40mg/d未批准用于亚裔人群）和匹伐他汀（1～4mg/d）。

（四）硝酸甘油和硝酸酯类

硝酸酯类作为改善缺血、控制症状的药物，用于冠心病急性发作和缓解期治疗。舌下含服硝酸甘油（NTG）或硝酸甘油气雾剂是治疗心绞痛急性发作的一线药物，在1～5分钟内症状缓解。美国心脏学院/AHA-ASIM慢性稳定型心绞痛指南建议有症状的慢性稳定型心绞痛患者使用，有β-受体阻滞药的明确禁忌证时，使用钙通道阻滞药长效或长效硝酸酯类药物；单纯β-受体阻滞药治疗不成功时，联合使用β-受体阻滞药与钙通道阻滞药长效或长效硝酸酯类药物。

硝酸酯类药物，包括缓慢吸收的胶囊、软膏或贴膜，舌下含片或吸收更为缓慢的口服制剂。应用时开始小剂量，逐渐增加剂量。常见的不良反应有面色潮红、头痛、头晕、心率反射性增快、直立性低血压。长效硝酸酯类联合使用西地那非（万艾可）可显著增加潜在性致命性低血压。

长期使用硝酸酯或连续用药48～72小时后，其抗心肌缺血及扩血管效应降低或消失。解决方法有：

（1）间歇给药法及偏心给药法，保证每天有一定的无硝酸酯期（8～12小时），对多数患者而言，为21：00—7：00，可在20：00—21：00去除硝酸甘油贴膏，硝酸异山梨酯（IS天N，5～10mg）30mg，2次/天（8：00及14：00）或3次/天（8：00、13：00、17：00）。单硝基异山梨酯（ISMO），为硝酸异山梨酯的代谢产物，20mg口服、2次/天（7：00、14：00）。单硝基异山梨酯缓释片（IM天UR）可于早晨口服30～60mg，1次/天。夜间心绞痛患者可考虑将间隔期调整到其他时间段。

（2）同时应用卡托普利，可提供巯基，减少血管紧张素Ⅱ的作用，防止或逆转耐药发生。或加用β-受体阻滞药、钙拮抗药也可有效防止耐药发生。

（3）为避免体内药物浓度降低至最低水平时发生心绞痛，也可采用逐渐增量法，即早、中、晚分别给予硝酸异山梨醇酯5mg、10mg、15mg。

（五）β-受体阻滞药

《中国心绞痛指南》指出只要无禁忌证，β-受体阻滞药可作为慢性稳定型心绞痛患者一线用药。通过抑制心脏β-受体，可减慢休息及运动时的心率及心肌收缩力，降低心肌耗氧量，发挥抗心肌缺血、抗心绞痛、预防心肌梗死、降低病死率的双重效益。稳定型心绞痛治疗中，β-受体阻滞药使用应个体化，小剂量开始，逐步调整到使心率降至55～60次/分钟。循证医学证据较多而不良反应较少的无内在拟交感活性的选择性受体阻滞药，如美托洛尔和比索洛尔。β-受体阻滞药的禁忌证有：窦房结功能紊乱、Ⅱ度以上房室传导阻滞或严重心动过缓、支气管哮喘等。对于单纯无固定狭窄冠状动脉痉挛造成的心肌缺血，如变异性心绞痛，不宜使用β-受体阻滞药，因为β-受体被阻滞后，由α-受体所调节的血管收缩作用会相对增强，钙拮抗药是首选药物。但许多变异性心绞痛患者伴有不同程度的冠状动脉狭窄或阻塞性病变，需同时接受长期有效的β-受体阻滞药治疗。如需停药，应在3～10天逐渐减少，否则会诱发心绞痛加重及心肌梗死。

（六）钙通道阻滞药

本药抑制钙离子进入细胞内，也抑制心肌细胞兴奋—收缩偶联中钙的利用。通过扩张动脉、预防冠脉痉挛、减弱心肌收缩力而降低氧耗，同时还有降低血液黏度，抑制血小板聚集的作用。临床试验证实，长效或缓释二氢吡啶类或非二氢吡啶类钙通道阻滞药可能会缓解慢性稳定型心绞痛患者的症状而不增加严重不良心脏事件的危险。钙通道阻滞药在减轻心绞痛、改善运动时心绞痛或心肌缺血的发病时间方面与β-受体阻滞药相同。钙通道阻滞药可减少冠状动脉痉挛患者的心绞痛发作。IMAGE试验结果证实，与单独使用美托洛尔及硝苯地平相比，两药的联合应用可延长运动时发生心绞痛的时间。如β-受体阻滞药作为起始治疗不成功或出现不能耐受的不良反应时，应联合应用长效钙拮抗药；或将长效二氢吡啶类钙拮抗药或二氢吡啶类缓释药（硝苯地平、氨氯地平）和非二氢吡啶类钙拮抗药（维拉帕米、地尔硫䓬）作为替代治疗。钙拮抗药地尔硫䓬或维拉帕米可作为对β-受体阻滞药有禁忌的患者的替代治疗。心脏选择性β-受体阻滞药和长效二氢吡啶类钙拮抗药联合比单用一种药物更有效。长效硝酸酯类、β-受体阻滞药和钙拮抗药的三联治疗也使部分患者受益。

（七）血管紧张素转化酶抑制药

长时间以来，人们一直设想血管紧张素转化酶（ACE）抑制药有强大的心血管保护作用。早在1990年，SAVE及SOLVD试验结果显示，ACE抑制药可减少再梗死的发生率，而这种作用并不是单纯对血压的影响。同时，Alderman证实，高血浆肾素与中度高血压患者显著增高的心肌梗死病死率相关，而后者独立于血压水平。

EUROPA研究结果显示，培哚普利能使无心力衰竭的稳定型心绞痛患者的主要终点事件（心血管死亡、非致死性心肌梗死及成功复苏的心搏骤停的联合发生率）的相对危险性降低20％。HOPE临床试验指出：ACEI（雷米普利10mg，每天1次）降低了由心血管疾病引起的死亡率和心肌梗死的发生率，以及既往卒中患者再次卒中的发生率，同时减少无心力衰竭患者的血管疾病，尤其对糖尿病患者有益。

基于众多试验结果，在稳定型心绞痛患者中，合并糖尿病、心力衰竭或左心室收缩功能不全的高危患者应该使用ACEI。所有冠心病患者均能从ACEI治疗中获益，但低危患者获益可能较小。ACE抑制药应常规作为确诊的冠状动脉疾病尤其是没有严重肾脏疾病的糖尿病患者的二级预防。

（八）新型抗心绞痛药

Ranolazine雷诺嗪作为抗心绞痛的新药，是一种脂肪酸部分氧化抑制药，增加葡萄糖氧化及每分子氧耗的ATP生成，发挥抗心绞痛的作用。在一项纳入823例慢性稳定型心绞痛患者的雷诺嗪研究中（CARISA研究），试验组显著延长运动试验的持续时间，心绞痛的次数和频率较少。临床试验表明，单独使用或者与其他药物（钙离子通道拮抗药、β-受体阻滞药）联合应用，可以安全有效地治疗慢性心绞痛，提高运动耐量，减轻运动诱发的心绞痛症状，而且不影响心率减慢、血压下降。

二、不稳定型心绞痛的药物治疗

不稳定型心绞痛是冠心病的严重形式，是介于慢性稳定型心绞痛和急性心肌梗死之间的中间临床综合征。治疗原则：

第一，迅速缓解胸痛症状，改善心肌缺血，提高生存率。

第二，预防严重不良后果，降低死亡率或非致命性心肌梗死或再梗死率。

对于不稳定型心绞痛（UA）患者，医生应立即恰当地检查、评估，按病情轻重进行个体化治疗，遵守缺血指导策略。首先解除患者紧张、恐惧情绪，轻度镇静剂和抗焦虑是有效的治疗。疼痛可使交感神经过度兴奋，使心肌耗氧量增加，镇痛剂是有效措施之一，以吗啡和哌替啶最为常用。吗啡常用剂量为静脉注射2~4mg，必要时5~15分钟后可重复使用。吗啡不良反应包括低血压、心动过缓、恶心、呕吐和呼吸抑制。杜冷丁镇痛作用较吗啡弱，不良反应较少，但可致心动过速和呕吐。哌替啶肌内注射一般不影响心率，常用25~50mg肌内注射，4~6小时后重复。发作严重者给予吸氧、卧床休息，注意饮食和通便，保持静脉通道，心电监测。10%~15%不稳定型心绞痛患者是由于高血压、感染、贫血、心律失常、甲亢等短暂增加心肌需氧量引起，治疗这些诱因有助于控制症状发作。

（一）抗血小板、抗凝治疗

（1）阿司匹林。不稳定型心绞痛的发生机制是血小板的激活和血栓的形成，目前有多项临床随机试验已经证实阿司匹林可减少死亡和心肌梗死的发生。所有不稳定型心绞痛患者，只要没有禁忌证，均推荐使用阿司匹林，持续终生。急性期推荐剂量应在150~300mg/d，3天后可改为75~150mg/d维持治疗。

（2）P2Y12受体拮抗药。通过阻断P2Y12受体抑制ADP介导的血小板激活，干扰纤维蛋白原结合血小板膜糖蛋白Ⅱb/Ⅲa，从而抑制血小板聚集和血小板血栓形成。主要有氯吡格雷、替格瑞洛、普拉格雷及坎格雷洛和依诺格雷等。所有不稳定型心绞痛患者推荐立即给予氯吡格雷300~600mg的负荷剂量，以期24小时内达到治疗效果，随后每天以75mg维持。只要没有严重出血危险，氯吡格雷联合阿司匹林至少联用1个月，亦可维持使用9~12个月。对阿司匹林禁忌的所有患者都应使用氯吡格雷替代。替格瑞洛（180mg，90mg，每天2次）同样可降低除脑卒中之外的心血管病死率和总体病死率。普拉格雷负荷量60mg，维持剂量10mg，每天1次，尚缺乏大规模的中国数据。对于早期接受侵入性治疗的患者，推荐替格瑞洛优于氯吡格雷使用。

（3）血小板膜糖蛋白Ⅱb/Ⅲa（Ⅱb/Ⅲa）受体拮抗药。是血小板聚集形成血栓的最后唯一通道的受体拮抗药，是最强有力的抗血小板药物。目前常用的有3种制剂：阿昔单抗、依替巴肽和替罗非班。静脉应用血小板膜糖蛋白Ⅱb/Ⅲa受体拮抗药可以有效降低不稳定型心绞痛患者缺血事件复发率。对于择期行PCI治疗的低危患者不需要应用血小板膜糖蛋白Ⅱb/Ⅲa受体拮抗药，应用高剂量氯吡格雷就可以使该部分人群得到最大获益。因此对于不稳定型心绞痛患者的危险分层评估非常重要。

（4）普通肝素。抗凝治疗用于中危和高危的患者。对于不稳定型心绞痛，普通肝素的作用已于多个临床随机试验中得到了证实。静脉肝素的用法是静脉注射80U/kg，静脉注射，然后以15～18U/（kg·h）的速度静脉滴注维持，静脉滴注，维持APTT 50～70秒或为正常对照的1.5～2倍。联合应用阿司匹林，可以降低肝素停用后可能发生的心绞痛反跳现象。但是由于普通肝素作用具有不可预测性，以及存在肝素诱发的血小板减少症的可能，需要频繁监测，因此在一定程度上限制了其应用。

（5）低分子肝素。低分子肝素在减低心脏事件方面与普通肝素相比具有相等或更优疗效。具有抗Ⅹa和Ⅱa因子活性，生物利用度良好，抗凝效果具有可预见性，可以根据肾功能和体重调整剂量，临床常规治疗剂量皮下注射无需实验室监测，极少发生血小板减少症。常用药物有依诺肝素（每12小时皮下注射1mg/kg，若肌酐清除率＜30mL/分钟的患者剂量1mg/kg）、达肝素、那屈肝素。

（6）比伐卢定。为直接抗凝血酶制剂，对凝血酶的抑制是可逆、短暂的，停药后出血风险小，且具良好的可控性，但清除与肾小球滤过率有关。用于接受早期侵入治疗的患者术中抗凝，提高围手术期安全性。静脉注射0.75mg/kg，随后静脉滴注1.75mg/（kg·h），使用小于4小时。

（二）抗缺血治疗

（1）硝酸酯类。可扩张静脉，降低前负荷降低心肌耗氧量，也可扩张冠脉，改善心肌缺血和心脏功能。硝酸甘油：对发作频繁的患者舌下含服或静脉途径给药，多数患者心绞痛症状可显著减轻或得到控制。其应用剂量通常自 $10 \sim 200 \mu g$/分钟，在监测血压条件下，每 $5 \sim 10$ 分钟增量 $10 \mu g$/分钟。连续应用硝酸甘油可以产生耐药性，可以每日给予足够的无药间期或加大剂量方法克服此问题。对心绞痛发作不频繁患者，口服长效硝酸酯类药物即可。硝酸酯类药物剂量个体化对于取得满意疗效十分重要。对由严重主动脉瓣狭窄或肥厚型梗阻性心肌病引起的心绞痛，不宜用硝酸酯制剂，目前没有证据表明此种用法在冠状动脉事件二级预防方面有效。

（2）β-受体阻滞药。作用于 β_1-肾上腺素能受体，可以减慢心率、降低心肌耗氧量，缓解心肌缺血症状，改善近期和远期预后。应用时，掌握适当剂量及给药时间是取得满意效果的保证。一般口服给药，强调个体化治疗。阿替洛尔 $12.5 \sim 25$mg，每天2次。美托洛尔 $25 \sim 50$mg，每天2次或每天3次。比索洛尔 $5 \sim 10$mg，每天1次，使静息心率保持在 $50 \sim 60$ 次/分钟。β-受体阻滞药联合硝酸酯类药物治疗不稳定型心绞痛已积累了丰富的经验。两者剂量和服用时间必须根据病情采取个体化方案。不伴有劳力型心绞痛的变异性心绞痛不主张使用，因其加重冠状动脉痉挛，使严重心律失常发生率增加。β-受体阻滞药因过度抑制心肌收缩力，可以诱发肺淤血，尤其易发生于既往有心肌梗死、心脏明显扩大的患者。

（3）钙通道阻滞药。为血管痉挛性心绞痛的首选药物，可有效降低心绞痛的发生率。二氢吡啶类钙通道阻滞药、地尔硫䓬、维拉帕米都在治疗不稳定型心绞痛方面取得肯定疗效。其常见作用有扩张冠状动脉和周围动脉，负性肌力，改善缺血心肌的顺应性，增加心内膜下灌注，对再灌注损伤可能有保护作用，同时有改善左室肥厚及功能、降低血黏度抗血小板聚集、延缓动脉粥样硬化作用。二氢吡啶类钙通道阻滞药常与β-受体阻滞药、硝酸酯类药物联合应用，可治疗不稳定型心绞痛的疗效，减少心肌梗死的发生率、死亡率或外科治疗风险。对于有冠状动脉动力性狭窄参与的不稳定型心绞痛患者，尤其是心绞痛发作时有ST段抬高者，第一推荐应用地尔硫䓬或维拉帕米。硝苯地平（心痛定）10mg，3次/天，地尔硫䓬（合心爽、恬尔心）30mg，$3 \sim 4$ 次/天。地尔硫䓬缓释片90mg，1次/天。维拉帕米（异搏定）缓释片240mg，1次/天。

（三）他汀类调脂药物

他汀类药物在急性期除了降血脂作用，还有促进内皮释放一氧化氮、抗炎稳定斑块的作用。是目前国内外最常用、有效的调脂药物，心脏病一级和二级预防试验的结果表明，他汀类药物单独使用可使冠心病的发生率降低25%～60%、全因病死率降低22%～33%，并使心血管事件发生率减少24%～34%。无论基线血脂水平如何，不稳定型心绞痛患者入院后应及早长期行他汀强化调脂治疗。LDL-C目标值70mg/dL，或降幅大于50%，目的是降低近、远期心血管事件和死亡，最终改善ACS患者的预后。注意老年人、肾功异常患者，应定期检测肝功能。

三、急性心肌梗死的药物治疗

急性心肌梗死（AMI）是心血管科的危重疾病，具有发病急、病情变化快、病死率高等临床特点，治疗原则是分秒必争。根据体表心电图是否有相应导联ST段抬高，可以分为ST段抬高型急性心肌梗死（STEAMI）和非ST段抬高型急性心肌梗死（NSTEAMI）。AMI与不稳定型心绞痛（UA）病理生理机制都是不稳定的易碎斑块，统称为急性冠状动脉综合征（ACS），即以冠状动脉粥样硬化斑块破裂、糜烂基础上血小板聚集，斑块表面血栓形成导致冠脉动脉管腔完全闭塞，造成完全或不完全的心肌缺血为特征的一组疾病。临床上主要以尽快恢复心肌的血液灌注、缩小心肌缺血范围、避免梗死扩大及保护、维持心脏功能等为治疗原则。

（一）NSTEAMI的药物治疗

NSTEAMI是具有潜在危险的疾病，心肌坏死在性质上常常表现为较少的心肌坏死部位融合，更多地集中在室壁的内1/3，因为血流恢复和（或）已形成的侧支循环可以防止坏死区跨越整个心室壁厚度。患者应卧床休息1～3天，吸氧，持续心电监护。急性期强化药物治疗包括：抗血小板治疗、抗凝治疗、抗缺血治疗及调脂治疗等。有些患者经过强化的内科治疗，病情即趋于稳定；部分患者经保守治疗无效，可能需要早期行介入治疗。

1.抗血小板治疗

（1）阿司匹林：阿司匹林是AMI抗血栓治疗的基石，它通过不可逆地抑制血小板内环氧化酶-1，防止血栓烷A2形成，从而阻断血小板聚集。使用阿司匹林有效的循证医学证据来自于里程碑式的国际心肌梗死生存研究（KIS-2），该试验证明，阿司匹林能够显著降低患者的病死率。此研究结果公布后，阿司匹林已经用于几乎所有的AMI患者，而其他临床试验也提供了其用于不稳定型心绞痛和NSTEAMI有效的强有力证据。建议的常规剂量是每天325mg。对于长期使用的患者，每天剂量75～81mg是安全、有效的最佳平衡点。所有NSTEACS患者，只要没有禁忌证，均推荐使用阿司匹林。起始负荷剂量为150～325mg（非肠溶制剂），急性期剂量应在150～325mg/d，3天后可改为小剂量即75～100mg/d维持治疗。

（2）P2Y12受体拮抗药：通过阻断血小板P2Y12受体诱导的血小板活化，与阿司匹林联合使用，可增加抗血小板疗效，使疗程个体化。第一代药物有噻氯匹定和氯吡格雷，它们对血小板的抑制是不可逆的。噻氯匹定因为骨髓抑制的不良反应已经很少应用。阿司匹林联合使用氯吡格雷，心血管死亡率、心肌梗死或卒中的发生率明显低于单用阿司匹林。因此在PCI患者中应常规使用氯吡格雷。所有无禁忌证的患者推荐立即给予氯吡格雷300～600mg的负荷剂量，然后每天75mg维持。只要没有严重出血危险，氯吡格雷应维持使用12个月。在考虑行PCI治疗的患者，氯吡格雷600mg作为负荷剂量以更迅速地抑制血小板的功能。阿司匹林＋氯吡格雷可以增加择期CABG患者术中、术后大出血危险，因而准备行CABG者，应停用氯吡格雷5～7天。新一代ADP受体拮抗药包括普拉格雷、替格瑞洛及坎格雷洛和依诺格雷等。新指南优先推荐替格瑞洛。替格瑞洛与ADP受体结合是可逆的，首次180mg，维持量90mg，每天2次。普拉格雷不可逆地抑制ADP受体，负荷剂量为60mg，维持剂量10mg，每天1次。

（3）血小板Ⅱb/Ⅲa受体拮抗药：有阿昔单抗、依替巴肽、替罗非班和拉米非班。阿司匹林、氯吡格雷和Ⅱb/Ⅲa受体拮抗药联合应用是目前最强的抗血小板措施。Ⅱb/Ⅲa受体拮抗药只建议用于准备行PCI的ACS患者，或不准备行PCI、有高危特征的ACS患者。而对不准备行PCI的低危患者不建议使用Ⅱb/Ⅲa受体拮抗药。阿昔单抗是直接抑制Ⅱb/Ⅲa受体的单克隆抗体，其他几种为人工合成。

2.抗凝治疗

在NSTEAMI中早期使用肝素，可以降低患者STEAMI和心肌缺血的发生率，联合使用阿司匹林获益更大。低分子肝素（LMWH）与普通肝素疗效相似。LMWH可以皮下注射，无需监测活化部分凝血活酶时间（APTT），较少发生肝素诱导的血小板减少，抗凝作用稳定，抗凝效果呈明显的剂效关系，不需要定期监测抗凝强度。LMWH已基本取代UFH成为UA/NSTEMI急性期治疗的一线药物。普通肝素和LMWH在NSTEAMI治疗中都是作为Ⅰ类建议被推荐的。在急诊介入治疗方案中，应立即开始使用普通肝素或LMWH；PCI术时，无论最初使用的抗凝药是普通肝素还是LMWH，应在术中继续使用；PCI术后24小时内可以停用抗凝药物。在药物治疗方案中，LMWH可持续使用2~8天。住院期间或PCI术后给予皮下注射（SC）依诺肝素，新指南推荐对行诊断性血管造影或PCI的患者给予比伐卢定治疗。

3.抗缺血治疗

进行性缺血且对初始药物治疗反应差的患者，以及血流动力学不稳定的患者，均应入监护病房进行监测和治疗。血氧饱和度（SaO_2）<90%，或有发绀、呼吸困难或其他高危表现患者，给予吸氧。连续监测心电图，以及时发现致死性心律失常和缺血，并予以处理。若为持续缺血性疼痛，舌下含服硝酸甘油，每3分钟1次，共3次，接着再评估静脉硝酸甘油的需要，若复发缺血症状，则行非二氢吡啶类CCBs治疗，禁忌证为左心功能不全、心源性休克风险增加、PR间期>0.24秒或者二度/三度房室传导阻滞（无起搏器）。

4.调脂治疗

目前已有较多的证据（PROVE IT、AtoZ、MIRACL等）显示，在ACS早期给予他汀类药物，可以改善预后，降低终点事件，这可能和他汀类药物的抗炎及稳定斑块作用有关。大量研究表明无论胆固醇水平如何，对无禁忌证的患者，建议在所有的NSTEAMI患者在中早期或持续使用高强度的他汀类药物治疗，入院后开始使用，LDL-C的目标值是<1.8mmol/L（70mg/dL）。对非ST段抬高的MI强调早期应用。有研究结果显示，早期应用他汀类降脂药，可降低此类患者非致死性MI、再发心绞痛和院内死亡的发生率。

（1）血管紧张素转化酶抑制药（ACEI）。多应用于伴有左心室功能严重受损或心力衰竭者。在过去的10年里，心血管药物的最重要进展之一就是证明了血管紧张素转换酶抑制药可以提高左心功能不全患者的生存率。在许多AMI的临床试验中（如SAVE、AIRE、SMILE及TRACE等），结果证实各种ACEI降低急性心肌梗死后的病死率，可提高生存率，减少心力衰竭发生率，减少了再梗死发生率和需要血运重建率。建议急性心肌梗死后，射血分数<40%或室壁运动

指数≤1.2，且无禁忌证的患者，均应早期使用ACEI。常用的有卡托普利、依那普利、贝那普利和福辛普利。建议发病后24小时内开始使用ACEI，宜从小剂量开始，逐渐加量，以免导致低血压，特别是首剂给予的时候，应在患者住院第1天血压稳定后即开始治疗。HOPE研究结果显示，雷米普利使高危患者的主要终点事件（死亡、再发心肌梗死、卒中或需要血运重建的发生率）相对危险性降低22%，联合使用ACEI和β-受体阻滞药治疗AMI后无症状的左心室功能低下患者，还可产生附加益处。

（2）β-受体阻滞药。通过减慢心率、降低心肌收缩力，降低心肌耗氧量；能延长舒张期冠脉灌注时间，增加心肌血流和氧的供应；发挥改善左室结构与功能的作用。2014 ACC/AHA《非ST段抬高型急性冠脉综合征诊治指南》提出：在无HF、低输出量状态、心源性休克风险或其他禁忌证的情况下，争取住院24小时内早期口服β-受体阻滞药，推荐使用琥珀酸美托洛尔、卡维地洛、比索洛尔的缓释剂；若初诊有禁忌证，应在随后的治疗中再次评估；当出现休克高危因素时，使用静脉给药有风险。

（3）钙通道拮抗药。以上药物治疗后如有反复心肌缺血的患者，或β-受体阻滞药有使用禁忌时，可用非二氢吡啶类钙通道拮抗药；对有冠脉痉挛的患者，推荐长效非二氢砒啶类钙通道拮抗药。不推荐短效硝苯地平使用。

（二）STE-AMI的药物治疗

STEAMI治疗原则是尽早恢复心肌的血流灌注，挽救濒死的心肌，保护心功能；及早住院，立即开始监护和一般治疗。但STEAMI患者的临床事件多在起病后4小时内发生，早期需要心电、血压监测、血氧饱和度监测。患者入院后应立即开始一般治疗，并与诊断同时进行，重点是监测和预防不良事件和并发症，及时发现和处理心律失常、血流动力学异常和低氧血症。卧床休息可降低心肌耗氧量、减少心肌损害。对血流动力学稳定且无并发症的STEAMI患者，一般卧床休息1~3天，对病情不稳定的极高危患者，卧床时间应适当延长。应建立静脉通道，保持给药途径畅通；保持患者大便通畅，必要时使用缓泻剂，避免用力排便导致的心脏事件（如心脏破裂、心律失常或心力衰竭）；应用抗血小板、抗凝、抗缺血、调脂治疗及长期预防。与NSTEAMI治疗不同之处主要在于溶栓及其辅助抗栓治疗。

1.溶栓治疗

溶栓治疗是通过溶解动脉或静脉血管中的新鲜血栓使血管再通，从而部分或完全恢复组织和器官的血流灌注。近年来介入治疗技术的快速发展使溶栓在心肌梗死急性期治疗中的地位受到动摇，但是溶栓治疗具有简便、经济、易操作的特点。2012年英国的统计数据表明，接受再灌注治疗的AMI患者直接PCI治疗率达到90%。在目前国内经济和医疗资源分布不均衡的条件下，静脉溶栓治疗仍然具有重要地位，应高度重视溶栓的治疗率和及早实施率。而且，新型溶栓药物的研发大大改进了溶栓的开通率和安全性。

溶栓治疗的获益取决于开始溶栓的时间。心肌梗死发生后，血管开通时间越早，越能挽救更多的心肌。因此，患者一旦确诊后，应综合分析预期风险/效益比、发病至就诊时间、就诊时临床及血流动力学特征，在救护车上进行溶栓治疗比院内治疗更能挽救更多的生命。但院前溶栓需要具备以下条件：

（1）急救车上有内科医师。

（2）良好的医疗急救系统，配备有传送心电图的设备，有能够解读心电图的一线医务人员。有能进行远程医疗指挥的负责医师。

目前，国内还都是在医院内进行溶栓治疗。

（1）适应证

STEAMI症状出现12小时内，心电图两个相邻胸前导联ST段抬高≥0.2mV或肢体导联ST段抬高≥0.1mV，新出现或可能新出现左束支传导阻滞。

STEAMI症状出现12～24小时，仍然有缺血症状及心电图仍然有ST段抬高。

下列情况首选溶栓：就诊早（发病≤3小时而且不能及时进行导管治疗）、不具备及时进行介入治疗的条件（就诊至球囊开通与就诊至溶栓时间相差超过60分钟、就诊至球囊开通时间超过90分钟）。

对于再梗死的患者，应该及时进行血管造影，并根据情况进行血运重建治疗，包括PCI或CABG。如果不能立即进行血管造影和PCI（症状发作后60分钟内），则给予溶栓治疗。对于STEAMI症状出现12小时以上，但已无症状及无心电图ST段抬高的患者，不应考虑溶栓治疗。

如果患者到达的首诊医院既可以进行直接PCI也可以进行溶栓治疗，根据症状发作的时间和危险性、出血并发症的危险和转运至导管室所需时间综合考虑选择恰当的血管开通策略。如果发病时间<3小时，而且导管治疗无延误，则溶栓

和直接PCI效果没有明显差别。症状发作超过3小时，直接PCI优于溶栓治疗。如不能在90分钟内进行直接PCI，若没有禁忌证应首先进行溶栓治疗。

溶栓后立即进行PCI治疗是易化PCI的一种。研究没有发现易化PCI能够减少梗死面积和改善预后，低危患者无益，而高危患者出血并发症也明显增加，尤其是老年人，不主张常规应用。

（2）禁忌证和注意事项

在考虑进行溶栓之前，了解患者是否存在溶栓禁忌证非常重要。STE-AMI患者如伴有颅内出血（ICH）高风险应当采用PCI而非溶栓治疗。心肺复苏＞10分钟进行溶栓可能有风险。

溶栓治疗的绝对禁忌证：既往脑出血病史；脑血管结构异常（如动静脉畸形等）；颅内恶性肿瘤（原发或转移）；3个月内的缺血性卒中（不包括3小时内的缺血性卒中）；可疑主动脉夹层；活动性出血，出血体质（不包括月经来潮）；3个月内的严重头部闭合性创伤或面部创伤。

溶栓治疗的相对禁忌证：慢性、严重、没有得到良好控制的高血压，或目前血压严重控制不良；超过3个月的缺血性脑卒中、痴呆或者已知的其他颅内病变；创伤（3周内）或者持续＞20分钟的心肺复苏，或者3周内进行过大手术；近期（2~4周）内脏出血；不能压迫的血管穿刺；曾经有链激酶用药史（＞5天前）或者既往有过敏史；妊娠；活动性消化系统溃疡；目前正应用抗凝剂：INR水平越高，出血风险越大；≥75岁患者首选介入，选择溶栓时剂量酌情减量。

（3）常用溶栓药物剂量和用法（表2-3）

患者明确诊断后应该尽早用药，理想的就诊—静脉用药时间是30分钟内，但是很难达到，应该越早越好。有效率为50%~90%。

表2-3 常用溶栓药物剂量和用法

	剂量	辅助溶栓
尿激酶	150万~200万U（2.2万U/kg）溶于100mL注射用水，30~60分钟静脉滴入	溶栓结束12小时皮下注射普通肝素7 500U或低分子肝素，共3~5天
链激酶	链激酶150万U，30~60分钟静脉滴注	

	剂量	辅助溶栓
重组组织性纤溶酶原激活剂（rt-PA，阿替普酶）	全量100mg在90分钟加速给药法：首先静脉注射15mg，随后0.75mg/kg在30分钟内持续静脉滴注（最大剂量不超过50mg），继之0.5mg/kg于60分钟内持续静脉滴注（最大剂量不超过35mg）。半量给药法：50mg溶于50mL专用溶剂，首先静脉注射8mg，其余42mg于90分钟内滴完	
替奈普酶	30～50mg溶于10mL生理盐水中，静脉注射（如体质量<60kg，剂量为30mg；体质量每增加10kg，剂量增加5mg，最大剂量为50mg）	
重组人尿激酶原	20mg溶于10mL生理盐水，3分钟内静脉注射，继以30mg溶于90mL生理盐水，30分钟内静脉滴完	

（4）溶栓疗效评估：

冠状动脉造影TIMI 2级或3级血流是评估冠状动脉血流灌注的"金标准"。临床常用的间接判定指标：

溶栓治疗开始后60～90分钟ST段抬高至少降低50%（新指南推荐90分钟内进行临床评价）。

溶栓治疗后2小时内胸痛症状明显缓解。

心肌损伤标志物的峰值前移，血清心肌型肌酸激酶同工酶酶峰提前到发病14小时内。

溶栓治疗后2～3小时出现再灌注心律失常，如加速性室性自主心律、房室阻滞或束支阻滞突然改善或消失，下壁心肌梗死患者出现一过性窦性心动过缓、窦房阻滞伴有或不伴有低血压。而临床判断溶栓治疗失败，应首选进行补救性PCI。

（5）出血并发症：

溶栓治疗最大的危险是出血，尤其是颅内出血（ICH），致死率很高。降低出血并发症的关键是识别有严重出血倾向的患者。一旦患者在开始治疗后24小时内出现神经系统状态变化，应怀疑颅内出血，并采取积极的措施。

第一，立即停止溶栓治疗、抗血小板和抗凝治疗。

第二，立即进行影像学检查排除ICH。

第三，请神经内科和（或）神经外科及血液科专家会诊。

第四，根据临床情况，严重出血患者应当输注冻干血浆、鱼精蛋白、血小板或冷沉淀物。一旦明确脑实质出血、脑室内出血、蛛网膜下隙出血、硬膜下血肿或硬膜外血肿，给予10U冷凝蛋白质，新鲜冰冻血浆可以提供Ⅴ因子和Ⅷ因子。使用普通肝素的患者，用药4小时内可给予鱼精蛋白（1mg鱼精蛋白对抗100U普通肝素）。如果出血时间异常，可输入6~8U的血小板。

第五，同时控制血压和血糖。使用甘露醇、气管内插管和高通气降低颅内压力。也可考虑外科抽吸血肿治疗。

（6）溶栓的辅助治疗

抗血小板治疗。阿司匹林：所有STE-AMI患者，只要无禁忌证，立即嚼服阿司匹林300mg，3天后改为每天75~150mg，此后长期服用；2Y12受体抑制药：目前常用的ADP受体拮抗药有氯吡格雷和替格瑞洛，噻氯匹定因粒细胞减少症和血小板减少症的发生率高已很少应用。阿司匹林过敏或胃肠道不能耐受的溶栓治疗患者，建议使用氯吡格雷。行溶栓治疗的患者如没有明显出血危险，建议联合氯吡格雷（75mg/d）治疗。正在使用噻氯匹定、氯吡格雷并准备进行CABG的患者，应当暂停氯吡格雷至少5天，最好7天，除非紧急血管再通的益处超过出血风险。GPⅡb/Ⅲa受体拮抗药：GPⅡb/Ⅲa受体拮抗药与溶栓联合可提高疗效，但出血并发症增加。阿昔单抗和半量瑞替普酶或替奈普酶联合使用进行再灌注治疗可能对下列患者预防再梗死有益：前壁心肌梗死、年龄<75岁、没有出血危险因素。对75岁以上的患者，因为ICH风险明显增加，不建议药物溶栓与GPⅡb/Ⅲa受体拮抗药联合。

抗凝治疗。溶栓治疗的患者需要将抗凝血酶治疗作为辅助治疗：应用纤维蛋白特异性的溶栓药物需要联合静脉普通肝素治疗。普通肝素剂量：溶栓前给予冲击量60~70U/kg（最大量4 000U），溶栓后给予每小时12U/kg（最大量1 000U/h），将活化部分凝血活酶时间（APTT）调整至50~70秒，持续48小时；应用非选择性溶栓药物（链激酶、尿激酶）治疗的高危患者（大面积或前壁心肌梗死、心房颤动、既往栓塞史或左室血栓）也给予普通肝素皮下注射（溶栓12小时后），或低分子肝素，约7天；应当每天监测血小板计数，避免肝素诱导的血小板减少症。

低分子肝素与普通肝素比较，存在用药方便、无需监测等优势，EXTRAC-

TIMI25研究为低分子肝素与多种溶栓（链激酶、r-PA、t-PA、TNK）治疗的联合应用提供了证据，依诺肝素30mg静脉注射，随后1mg/kg皮下注射，每天2次。年龄＞75岁以上或肾功能不全的患者，依诺肝素剂量减少至0.75mg/kg。

对发生或怀疑肝素诱导的血小板减少症的患者，应当考虑用直接凝血酶抑制药比伐卢定替代肝素和GPⅡb/Ⅲa，国内目前采用替罗非班，PCI患者：起始静脉注射10～25μg/kg（3分钟），随后静脉滴注0.075～0.15μg/（kg·h）（维持36小时）。非PCI患者：起始静脉注射10～25μg/kg（3分钟），随后静脉滴注0.075～0.15μg/（kg·h）（维持36小时）。

2. β-受体阻断药在STEAMI患者中的应用

（1）在STEAMI急性期的应用：多项大型临床研究（ISIS-1，GUSTO-I及COMMIT/CCS-2、TIMI-Ⅱ）等均证实，β-受体阻滞药口服或静脉给予可降低STEAMI急性期病死率，改善长期预后。STEAMI患者应用静脉注射的β-受体阻断药必须严格掌握适应证，美托洛尔静脉注射剂量5mg/次，间隔5分钟再用1～2次。必须排除有禁忌证包括可能发生心源性休克的患者，并采用适当的给药剂量和速度，才能使患者获益，又确保安全。

（2）在STEAMI二级预防中的应用：纳入45825例患者的COMMIT/CCS-2试验是迄今β-阻滞药应用于AMI领域规模最大的临床研究，研究结果表明，β-受体阻滞药可降低心源性死亡、心脏性猝死和再梗死发生率，从而提高患者生存率为20%～25%。STEAMI患者的回顾性分析表明，受体阻滞药的应用与病死率及再梗死率降低有关，与年龄、种族、伴肺部疾病或糖尿病、血压、左室射血分数（LVEF）、心率、肾功能及冠状动脉血运重建术等无关。在伴2型糖尿病、COPD、严重外周血管疾病、P-R间期达0.24s及中度心室功能障碍患者中，其获益亦大于风险。

β-受体阻滞药用于STEAMI患者的建议如下：无禁忌证的ST段抬高型AMI患者在发病后24小时内常规口服β-受体阻滞药。静脉应用β-受体阻滞药适用于较紧急或严重情况，如急性前壁MI伴剧烈缺血性胸痛或显著的高血压，或合并顽固性多行性室性心动过速、伴交感电风暴且其他处理未能缓解的患者。所有的患者急性期后仍应长期口服β-受体阻滞药；早期因禁忌证未能使用者，出院前应进行再评估，以便应用β-受体阻滞药进行二级预防。

口服从小剂量开始，逐渐递增，可达到下列剂量并维持应用：美托洛尔平片25~50mg，每天2次，或缓释片50~100mg，每天1次；比索洛尔5~10mg，每天1次；阿替洛尔25~50mg，每天2次；普萘洛尔10~80mg，每天2~3次。静脉给药：美托洛尔首剂2.5mg，缓慢静注（5~10分钟），如需要，30分钟后可重复1次。其他静脉制剂亦可应用，但经验较少：艾司洛尔首剂0.25mg/kg，缓慢静脉推注（5~10分钟），必要时以0.025~0.15mg/（kg·分钟）维持；拉贝洛尔5~10mg静脉推注（3~5分钟），必要时以1~3mg/（kg·分钟）维持。原则上使静息心率降至理想水平（55~60次/分钟）为宜。给药剂量应个体化，可根据症状、心率及血压随时调整，静脉给药后均应口服β-受体阻滞药维持。

β-受体阻断药的禁忌证为：有HF临床表现（如Killip≥Ⅱ级）、伴低心排血量状态如末梢循环灌注不良、伴较高的发生心源性休克风险（包括年龄>70岁、基础收缩压<110mmHg、心率>110次/分钟等），以及二、三度房室传导阻滞。对于伴严重的COPD或哮喘、基础心率<60次/分钟的患者，β-受体阻断药亦须慎用。

应用β-受体阻滞药对ST段抬高型AMI患者有益，也有风险，很显然利大于弊。应用的基本原则是：既积极又慎重。对无禁忌证的患者均可积极应用；慎重指的是主要应用口服制剂，应用静脉制剂时尤其要从严掌握适应证和禁忌证，不得应用于有禁忌证的患者。

3.ACEI在STEAMI患者中的应用

ACEI用于STEAMI患者的建议：

（1）Ⅰ类适应证：

AMI最初24小时内的高危患者（心力衰竭、左室功能异常、无再灌注、大面积心肌梗死）。

AMI超过24小时的心力衰竭或无症状左室功能异常患者。

AMI超过24小时的糖尿病或其他高危患者。

所有心肌梗死后患者带药出院并长期使用。

（2）Ⅱa类适应证：AMI最初24小时内的所有患者。

ACEI临床应用中的几个常见问题：

第一，早期口服使用：临床研究表明，STEAMI早期口服ACEI可降低病死率，这种效益在AMI发生后最初7天内特别明显。因此，ACEI应在发病24小时内开始应用。在无禁忌证的情况下，溶栓治疗后病情稳定即可开始使用。ACEI合并心力衰竭、左室功能异常、心动过速或前壁心肌梗死等高危患者得益最大。

第二，是否长期用药：STEAMI后ACEI长期治疗的临床试验，选入了合并有心力衰竭或左室收缩功能异常的患者。关于ACEI长期治疗对非选择性心肌梗死后患者的确切效益，目前还缺乏证据，曾经认为只有合并心力衰竭等高危患者才需长期用药。但是在HOPE试验结果发表之后，大多数专家认为，所有STE-AMI后的患者都需要长期使用ACEI。STEAMI早期因各种原因而未使用ACEI的患者，应该带药出院并长期使用。

第三，不推荐常规联合应用ACEI和ARB；可耐受ACEI的患者，不推荐常规用ARB替代ACEI。

第四，给药方法：ACEI治疗应从小剂量开始，逐渐增加剂量。早期干预方案通常在24~48小时用到足量。例如，在AIRE中，雷米普利起始剂量为2.5mg，每天2次，能耐受者2天后改为5mg，每天2次，不能耐受者用2.5mg，每天2次维持。不能耐受初始剂量2.5mg者先予1.25mg，每天2次，2天后改为2.5mg，每天2次，最后酌情增加到5mg每天2次。

4.醛固酮受体拮抗药

通常在ACEI治疗的基础上使用。对STEM后LVEF≤0.40、有心功能不全或糖尿病，无明显肾功能不全[血肌酐男性≤221μmol/L（2.5mg/dL），女性≤177μmol/L（2.0mg/dL）、血钾≤5.0mmol/L]的患者，应给予醛固酮受体拮抗药（Ⅰ，A）。

5.他汀类药物

他汀类药物除了降血脂的作用外，还具有抗感染、改善内皮功能、抑制血小板聚集的多效性，因此，所有无禁忌证的STEAMI患者入院后应尽早开始使用他汀类药物治疗，且无须考虑胆固醇水平（Ⅰ，A）。

四、无症状性心肌缺血的药物治疗

冠心病包括多种类型，慢性冠脉疾病患者可以无临床表现，而辅助检查有心肌缺血征象，即无症状性心肌缺血。无症状性心肌缺血（SMI），是指无临床症状，而客观检查有心肌缺血表现的冠心病。其病情呈隐匿性特点，作为心肌缺血的一种表现形式，可存在于冠心病各种不同类型中。多项研究显示，无症状性心肌缺血与心绞痛发作有同样的预后意义，根据患者的危险因素与心电图、动态心电图与心肌显像等检查综合评估心肌缺血，必要的药物治疗减少严重的心血管事件，避免心肌缺血发作与加重，有着重要的临床意义。对于冠心病患者的治疗，既要控制临床症状及稳定病情，同时也要减少与避免心肌缺血发作，即控制心绞痛的发作与纠正心肌缺血，通过有效治疗减少心肌缺血发作，防治病情加重导致严重心血管并发症的发生及改善预后。无症状性心肌缺血可以表现不同的临床特征，其临床特点与治疗分述如下。

（一）完全无症状性心肌缺血

由于心肌缺血可以导致严重的后果，应采取干预危险因素的相关治疗措施，积极进行抗动脉粥样硬化治疗，防治严重的动脉硬化导致的血管事件，降低风险与并发症的发生。抗动脉硬化的治疗包括，评估危险因素，并对血压、血脂和血糖异常的危险因素干预治疗，这些致动脉硬化因素影响与加重心肌缺血。如果血脂增高，应干预血脂异常，可应用他汀类药物调脂治疗，降低血脂的同时可以稳定斑块，逆转动脉粥样硬化，使血管斑块消退，降低动脉硬化心血管疾病的危险与发生率，降低病死率。高血压者要控制高血压，通过降压治疗，延缓动脉硬化的进程，根据血压水平与病情特点选用药物，单用或联合降压治疗。糖尿病是以血糖异常增高为特点，降低血糖有防治血管病变与保护心肌作用。对于吸烟及不健康生活方式等危险因素，通过戒烟与运动，改变生活方式，可以预防与延缓动脉粥样硬化，降低发生缺血性心脏病的风险。对静息、运动心电图或核素心肌显像显示有明显心肌缺血改变者，应注意适度体力活动，减少活动时间与强度，对于此类型心肌缺血可单独或联合用药，包括硝酸酯类、β-受体阻滞药、钙通道阻滞药（CCB）等药物进行抗心肌缺血治疗，通过用药可降低心肌耗氧量，有效地减轻心肌缺血，降低未来的风险。有关研究结果显示，β-受体阻滞药是治疗心肌缺血的有效药物，β-受体阻滞药减少活动所诱发的心肌缺血发作、缩短心肌缺血时间，其作用优于CCB类药物，而且降低晨间发生心血管高危事件的作用优势明显，其机制是可以抑制交感神经及减慢心率，可以控制晨起高血压和过快心率，β-受体阻滞药改善心肌缺血有效且不增加心率，作用可靠。长效β-受体阻滞药作用更显示其优势。

无症状性心肌缺血有症状时，应密切观察心率及血压变化。根据心率的快慢选择不同的治疗药物，如心肌缺血发作时心率正常，反映冠状动脉血管张力改变，以心肌供血减少为主，可选择钙通道阻滞药（CCB）或硝酸酯和钙通道阻滞药（CCB）治疗。多数心肌缺血发作时心率加快，原因是冠脉血管病变严重，心肌缺血明显，心肌需氧和供氧失衡，可选择硝酸酯与β-受体阻滞药。动态心电图检测反映心肌缺血，可作为选择药物治疗的依据，对于心肌缺血时心率变化的药物选择，可根据心率快慢选用药物，心率加快与心率减慢的患者，在缺血发作高阈值期时应选用硝酸酯与β-受体阻滞药，在缺血发作处于低阈值期时应选用硝酸酯、钙通道阻滞药（CCB）或两者联合使用，联合用药效果更好。对于冠状动脉造影检查发现的左主干病变及主要冠状动脉血管严重病变的患者，应当行血运重建术，即冠脉支架植入术（PCI）或冠脉旁路移植术（CABG）治疗。

（二）心绞痛患者发生的无症状性心肌缺血

心绞痛患者可出现无症状心肌缺血，这些心肌缺血表现在临床监护与检查中出现。对于心肌缺血应重视减轻所有心肌缺血负荷，干预危险因素，优化药物治疗。客观检查的心肌缺血表现是临床判定缺血程度的依据，动态心电图或运动负荷试验可监测无症状性心肌缺血（SMI）的发作时间、发作次数、持续时间、ST段下降的程度。根据心肌缺血的严重程度，及时评估与选择治疗可改善预后，同时避免或消除导致心肌缺血发作的诱因。稳定型心绞痛患者，无症状性心肌缺血的发作多为心肌需氧量增加所致，针对其特点可选择硝酸酯和β-受体阻断药联合治疗。对于发作时ST段抬高或有其他证据提示其系由冠状动脉痉挛引起者，可选用钙通道阻滞药（非二氢吡啶类）和硝酸酯联合应用。由于心绞痛患者已发生冠状动脉粥样硬化，血管病理改变已有斑块形成，应用阿司匹林治疗，利用小剂量阿司匹林可抑制血小板聚集、抗血栓作用，减少心肌缺血发作，稳定病情与改善预后，防治急性血栓事件，可明显降低无症状性心肌缺血（SMI）患者心脏事件的发生率。

对药物治疗后仍有心肌缺血发作的患者，应及时行冠状动脉造影检查及心功能检查，明确血管病变严重程度和心功能状况，根据冠脉血管病变严重程度，必要时行血运重建术、冠脉介入治疗（PCI）或冠脉旁路移植术（CABG），可减少心肌缺血发作与减轻心肌缺血程度。

（三）心肌梗死后发生的无症状性心肌缺血

心肌梗死的患者可发生无症状性心肌缺血，对于冠心病心肌梗死的患者应进行优化与充分的药物治疗，有效的药物治疗可以减轻心肌缺血，稳定病情，降低高风险。心肌梗死后应用β-受体阻断药可减慢心率，降低心肌收缩力，降低心肌耗氧量，有心肌保护作用，并可提高患者运动耐力，减小运动时SMI发作，从而减少梗死后心源性猝死，降低病死率，改善近期与远期预后。而对于频繁、持续的药物治疗无效的心肌缺血发作，行冠状动脉造影检查，视冠脉血管病变程度可行PCI或CABG治疗。

综上所述，高危的无症状性心肌缺血（SMI）易发生严重的血管事件，与频繁心绞痛发作有相同的临床意义，预后不良，甚至有高危风险，即病程中病情恶化、出现严重心律失常、发生心肌梗死或死亡，故对高危患者应评估风险，充分治疗与进行各项指标监测。无症状性心肌缺血（SMI）患者可发生严重心律失常、急性心肌梗死（AMI）、猝死，由于症状隐匿，无特异临床表现，无心绞痛症状，容易漏诊而延误治疗，对于高危患者易发生严重血管事件，影响临床转归与预后。因此，应提高对SMI危险性的认识，进行有效与持续的药物治疗，及时识别高危患者，避免发生急性血管事件，降低其病死率。通过优化的治疗方法，可以改善预后。如何使患者获益，还待进一步深入研究与探讨，选择更为有效的治疗SMI的方法，仍是临床医生需要研究解决的课题。

五、心源性猝死的药物治疗

心源性猝死（SCD），是指因心脏原因而发生呼吸心搏骤停意识丧失，进而症状发生后1小时内的自然死亡者。此类患者特点是急性起病，在自然状态无外力影响情况下，骤然发生，快速进展，不可预知。心源性猝死的特点是突然发生心搏呼吸骤停，意识丧失，多数发生在院外，不能得到有效快速的复苏治疗。患者既往有或无心脏病病史，在急性症状开始的1小时内发生心搏呼吸骤停，直至生物学死亡。心源性猝死最常见的病因是冠心病，尤其是急性心肌梗死、猝死与心律失常发生密切有关，心律失常的类型影响患者的预后。猝死的危险因素包括高血压、心电图异常、心肌疾病、原发性心电异常、心室功能异常、室性心律失常、年龄及性别。心源性猝死的临床过程包括4部分：第一，前驱症状；第二，终末事件；第三，心搏骤停；第四，生物学死亡。

心源性猝死发生的机制是缺血性、机械性或心电性因素，其病理生理改变是心肌严重缺血发生心电异常，最常见的心律失常是心室颤动（室颤），其次是缓慢性心律失常或心室停搏、持续性室性心动过速，较少见的是电机械分离。

心源性猝死急性骤然发病，及时有效规范的抢救治疗和立即快速进行心肺复苏可挽救患者生命，改善预后，降低病死率。心肺复苏中药物治疗是重要的抢救治疗措施，有效与合理地应用药物治疗可明显提高抢救的成功率和患者近期与远期存活率。心肺复苏用药主要包括血管活性药物与抗心律失常药物。

（一）血管活性药物

心肺复苏中提高血压和影响心排血量的药物，即血管活性药。血管活性药物主要的作用提高重要器官的灌注，提高心率、增加心肌收缩力、升高血压或降低心脏的前后负荷等，增加心排血量，保证重要脏器如心、脑、肾的血流量。通过血管活性药物的应用，可保证重要器官的血流量，维持脏器的基本功能，纠正代谢异常，维持基础生命支持。常用的血管活性药物包括肾上腺素、血管加压素、去甲肾上腺素、多巴胺、多巴酚丁胺等药物。

（1）肾上腺素（AD）。是最有效的维持血流动力学的药物之一，是一种同时具有 α–受体和 β–受体能活性的药物，是肾上腺素能活性的内源性儿茶酚胺，具有增加全身血管阻力、提高动脉收缩压和舒张压、增强心肌收缩力、加快心率及增强心脏传导的作用；同时可增加冠状动脉和脑动脉的血流。此外，室颤时使用肾上腺素能使细颤转为粗颤，有利于除颤复律。肾上腺素是心肺复苏（CPR）的首选药物，可应用于对电击治疗无效的室颤及无脉性室速、心脏停搏或无脉性电活动抢救，其剂量应用为1mg，静脉注射。肾上腺素的剂量应用颇有争议，标准剂量应用的益处已经得到证实，大剂量应用对复苏成功并未见优势，可发生毒性作用，并且没有增加存活率。肾上腺素无改善预后作用，无前瞻性临床研究证明肾上腺素能改善心搏骤停患者的长期预后。

目前，心搏骤停复苏时肾上腺素的使用剂量多采用美国心脏病学会推荐的成人标准剂量，为每次静注1mg，3～5分钟1次静脉注射，反复静脉注射，无效时可以1mg→3mg→5mg递增剂量（10mL的1∶10 000溶液），为标准剂量肾上腺素（SDE）。根据病情可以持续静脉滴注肾上腺素，从1μg/分钟开始逐渐增加至

3～4μg/分钟，但必须通过中心静脉途径，避免血管外渗。复苏中初始大剂量的肾上腺素可以增加心搏骤停患者的冠状动脉灌注压，改善自主循环的恢复率。对于肾上腺素的剂量，不推荐常规静脉应用大剂量的肾上腺素，如果初始1mg的剂量无效时，可以适当增加剂量应用肾上腺素。大剂量肾上腺素无改善预后作用并与神经系统不良后果有关，临床大剂量应用长期生存率无改善作用，复苏中初始大剂量肾上腺素应用益处与对预后影响尚待证实。因此，规范应用肾上腺素药物更有利于提高复苏成功率。

基于临床疗效对比研究，美国心脏病协会继续建议在成人复苏时可静脉给予标准剂量的肾上腺素。不建议常规应用大剂量的肾上腺素，推荐剂量是1mg起始，可增加至5mg，但是如果1mg的剂量无效时可以应用大剂量的肾上腺素。可逐渐增加剂量（1mg→3mg→5mg），也可直接使用5mg。

心肺复苏（CRP）时肾上腺素常规给药方法为首次静脉注射1mg，每3～5分钟重复1次。从近心端周围静脉，"弹丸式"注射给药，并在注射药物后快速推注5～10mL液体，以保证药物能够快速作用于心脏。对心搏骤停患者有时可能需要持续静脉滴注肾上腺素，剂量与标准静脉注射方法[1mg/（3～5分钟）]相似，可以将1mg肾上腺素加入250mL生理盐水中，以1μg/分钟的速度静点，每分钟增加3～4μg。应该通过中心静脉途径持续静点肾上腺素，以避免外渗的危险，并保证良好的生物利用度。

另外，肾上腺素不能放入含有碱性溶液的输注袋或输注瓶中，两者不可配伍使用。

对心动过缓、心搏骤停或无脉性心搏骤停的儿科患者，推荐的肾上腺素剂量为静脉给予0.02mg/kg，每3～5分钟1次。肾上腺素气管内给药在尚未建立静脉通路时可以作为给药途径，剂量是外周静脉用量的2～2.5倍，通常剂量为2～2.5mg，以生理盐水10mL稀释后由气管插管口喷入。心内给药只在开胸心脏按压时或当其他途径均无效时考虑应用。心内注射增加冠状动脉撕裂、急性心脏压塞和气胸的危险，可导致胸外心脏按压和人工呼吸的中断，影响复苏的成功。

复苏后肾上腺素也可用于休克与心律失常抢救，肾上腺素可以增加心排血量，提高血压。可用于阿托品无效、体外起搏失败、不能立即置入起搏器的窦性心动过缓患者。治疗心动过缓和低血压时，将1mg盐酸肾上腺素加入500mL生理盐水或5%葡萄糖液中持续静脉滴注，成人首次剂量1μg/分钟持续滴注，可调节至2～10μg/分钟以达到稳定血流动力学作用。

（2）血管加压素。是由下丘脑合成的九肽神经垂体激素，是一种抗利尿激素，其升高血压的作用主要通过V_1和V_2两种受体介导。V_1受体又进一步分为V_{1a}和V_{1b}受体。V_{1a}受体主要分布于血管平滑肌、肾、脾和中心静脉系统等，V_2受体主要分布于肾集合管细胞上。V_1受体主要调节升高血压作用；V_2受体主要调节抗利尿作用。血管加压素兴奋V_1受体发挥作用，可以增加外周血管张力，升高血压，可以增加冠脉血流量，增加脑血流量，改变心室颤动的频率与幅度，增加电复律成功率。可作为一种非肾上腺素能的周围血管收缩药发挥作用。

血管加压素增加内源性儿茶酚胺等介质的缩血管效应，使外周血管收缩，从而提高冠状动脉灌注压，降低冠状静脉PCO_2，增加心肌血流量，提高ROSC率。血管加压素可增加冠状动脉和重要器官的血流量，使室颤增幅与频率改变，可促进大脑氧的供应。其作用也在心搏骤停和电机械分离时间较长的患者中体现。在心肺复苏中应用血管加压素不导致心肌耗氧量增加，重复给予血管加压素对维持冠状动脉灌注压作用优于肾上腺素，压力水平的维持与自主循环的恢复密切相关。在复苏后期，血管加压素不增加心肌耗氧量，可提高复苏成功率，改善预后与存活率。

适应证：心搏骤停与电复律无效的顽固性心室颤动；休克与低血压。

血管加压素用法是：40U加入生理盐水20mL稀释后静脉注射，或0.8U/kg生理盐水稀释后静脉注射，数分钟后（5～6分钟）可以重复注射，必要时可以气管内滴入给药。

血管加压素的特点是明显增加重要器官的血液灌注，增加脑组织的血流与供氧，提高抢救成功率和改善复苏后的神经功能，提高院外室颤患者复苏率，增加恢复自主循环的作用。对于初步心肺复苏无效者可以升高血压和恢复自主心律，心脏停搏时间较长者可提高治疗效果，其原因是酸中毒时肾上腺素样缩血管药物作用反应力下降，而血管加压素作用不受此影响，可发挥其特有的治疗效果。

（3）去甲肾上腺素。主要作用于α-肾上腺素能受体，而β-肾上腺素能受体的作用轻微。去甲肾上腺素具有血管收缩作用和正性肌力作用，药物发挥作用后可增加心排血量或降低心排血量，对心排血量的影响取决于血管阻力大小、左室功能和机体的反应。去甲肾上腺素仅用于严重低血压与低外周血管阻力休克的患者。

①适应证：严重低血压（收缩压<70mmHg）和周围血管低阻力患者；肾上腺素无效的心搏骤停患者。

去甲肾上腺素在低血容量时可增加心肌耗氧量，低血容量时禁用，肥厚性心肌病的患者慎用。

应用过程中应注意，严禁血管外漏。去甲肾上腺素渗漏至血管外可致组织坏死、表面组织脱落，应快速给予含5～10mg酚妥拉明的盐水10～15mL，局部注射，以免发生坏死和组织脱落。

②去甲肾上腺素的用法：将去甲肾上腺素4mg或重酒石酸去甲肾上腺素8mg（2mg重酒石酸去甲肾上腺素效价与1mg去甲肾上腺素相同）加入250mL含盐或不含盐的平衡液中，起始剂量为0.5～1.0μg/分钟，逐步调节至有效剂量。

顽固性休克需要去甲肾上腺素量为8～30μg/分钟。需要注意的是，用药时不可与碱性液体合用，在同一输液管内给予碱性液体，可以使去甲肾上腺素药效失活。

（4）多巴胺。属于儿茶酚胺类药物，是去甲肾上腺素的化学前体，既有兴奋α-受体与β-受体作用，又有多巴胺受体激动作用。多巴胺通过α-受体和β-受体作用于心脏，在外周血管多巴胺可以释放储存在末梢神经内的去甲肾上腺素，而去甲肾上腺素的缩血管作用可被多巴胺受体DA2的活性拮抗，故生理浓度的多巴胺起扩血管作用。多巴胺是中枢神经系统一种重要的神经递质，其效用是肾上腺素能受体激动药和周围多巴胺受体激动药，这些效应均与剂量相关。小剂量多巴胺扩张血管，增加脑、冠脉、肾脏与肠系膜血流量；中剂量多巴胺增加心肌收缩力，提高血压，加快心率；大剂量多巴胺增加外周血管阻力，提高血压，加快心率，降低心排血量，增加心肌耗氧量。

适应证：心肺复苏过程中多巴胺常用于治疗休克与低血压，尤其是心动过缓和恢复自主循环后的低血压状态。多巴胺联合多巴酚丁胺应用，是纠正复苏后休克的治疗方案。复苏中充盈压改善，仍持续低血压时，可以联合使用正性肌力药（如多巴酚丁胺）或血管收缩药（如肾上腺素、去甲肾上腺素），增加心排血量和动脉灌注压，提高血压。

复苏中多巴胺用法是：多巴胺推荐剂量范围为2～20μg/（kg·分钟），小剂量应用范围为2～4μg/（kg·分钟）时，主要发挥多巴胺激动药作用，表现为轻度的正性肌力作用和肾血管扩张作用。用药剂量为5～10μg/（kg·分钟）

时，主要为 β_1 和 β_2-受体激动作用，同时5-羟色胺和多巴胺介导的血管收缩作用为主。用药剂量为 $10 \sim 20 \mu g/$（$kg \cdot$ 分钟）时，α-受体激动效应占主要作用，可以使体循环和内脏血管收缩。更大剂量的多巴胺对一些患者可导致重要脏器灌注不足的不良反应。

应用时注意：多巴胺不能与碳酸氢钠或其他碱性液在同一输液器内混合，碱性药物可使多巴胺失活。多巴胺治疗中需要逐步减量，不可突然停药。

（5）多巴酚丁胺。是一种合成的儿茶酚胺类药物，具有剂量依赖性的正性肌力和正性变时作用，常用于严重收缩性心力衰竭的治疗。主要通过兴奋 β 肾上腺素能受体发挥作用，主要特点是在增加心肌收缩力的同时使左室充盈压下降，并具有剂量依赖性。该药在增加每搏心排血量的同时，可导致反射性周围血管扩张，多数用药后动脉血压维持相对稳定，对心率的影响与剂量有关，剂量增加，心率加快。

适应证：心搏骤停复苏后，如果患者低血容量已被纠正，无明显的休克体征和症状，而血压在 $70 \sim 100 mmHg$ 水平时，可以使用多巴酚丁胺。使用时根据血流动力学变化来调整合适剂量，从小剂量 $[2 \mu g/$（$kg \cdot$ 分钟）$]$ 开始，无需负荷量，静脉应用根据病情变化、尿量或血流动力学逐渐增加剂量，当达到治疗效果后应维持稳定剂量。

常用剂量范围为 $2 \sim 20 \mu g/$（$kg \cdot$ 分钟），对危重患者而言，不同个体对药物反应不同，变化范围较大。老年患者对多巴酚丁胺的反应性明显降低。大于 $20 \mu g/$（$kg \cdot$ 分钟）的给药剂量可使心率增加超过10%，能导致或加重心肌缺血。当给药剂量达 $40 \mu g/$（$kg \cdot$ 分钟）时，不良反应增加，可发生中毒反应。

（6）氨力农和米力农。是磷酸二酯酶（PDE）Ⅲ型抑制药，具有强的正性肌力和扩血管作用，增加心排血量和心排血量，降低肺动脉压，使全身和肺血管阻力下降。研究表明氨力农和米力农对复苏后期患者的血流动力学有益处。

氨力农改善前负荷的作用比儿茶酚胺类药更为明显，对血流动力学的改善与多巴酚丁胺类似。磷酸二酯酶抑制药与儿茶酚胺可用于严重心力衰竭、心源性休克和对儿茶酚胺治疗无反应的各种休克。应用时在血流动力学监测下使用。瓣膜狭窄性疾病者禁用。

氨力农用法：氨力农可在最初 $10 \sim 15$ 分钟给予 $0.75 mg/kg$ 的负荷剂量，随后以 $5 \sim 15 \mu g/$（$kg \cdot$ 分钟）速度静脉滴注，30分钟内可以再次给予冲击量。

米力农用法：治疗效果与氨力农相似，临床更常用，因为米力农半衰期较氨力农短，较少引起血小板减少症。其肾清除半衰期为1.5～2.0小时，无负荷剂量时需4.5～6小时达到稳定血药浓度，中等剂量米力农可与多巴酚丁胺配伍使用，增加正性肌力作用。用药时可先给负荷量5μg/kg，缓慢推注10分钟以上，然后以0.375～0.75μg/（kg·分钟）速度维持静脉滴注2～3天。肾衰竭时负荷剂量应减少。不良反应包括恶心、呕吐和低血压。

（7）硝酸甘油。硝酸酯类药物作用是扩张静脉与动脉，降低左室前负荷与后负荷，不影响组织灌注。适用于急性冠状动脉综合征、高血压危象和各种原因引起的充血性心力衰竭患者。可用于复苏后期。对于下壁心肌梗死，慎用硝酸甘油。对依赖前负荷的右室心肌梗死，禁用此药物。硝酸甘油的药效主要取决于血容量状态，部分取决于药物的剂量。低血容量可减弱硝酸甘油有益的血流动力学效应，同时增加发生低血压的危险，而低血压可以减少冠状动脉血流，加重心肌缺血。应增加血容量基础上应用硝酸甘油，避免发生低血压不良反应。

使用方法：静脉滴注硝酸甘油5～10mg加入250mL液体中，缓慢滴注或静脉泵入，起始剂量为5～10μg/分钟，逐步增加剂量，速度为5～10μg/分钟，可用至100～200μg/分钟，直至达到最佳的血流动力学效应。静脉应用中注意用量，密切监测血压，避免血压明显下降，影响血流动力学。用药时间持续超过24小时可能产生耐药性，应间断使用。

静脉应用硝酸甘油的其他不良反应包括：心动过速、反常的心动过缓，由于肺通气/血流比例失常导致的低氧血症、头痛。硝酸甘油应该避免应用于心动过缓和严重的心动过速患者。

（8）硝普钠。是一种强效的、作用迅速的周围血管扩张药，临床上用于治疗严重的心力衰竭和高血压急症。在复苏后期通过降低心脏后负荷获益。对多巴胺反应不好的低排高阻患者，应用硝普钠治疗有效；对主动脉瓣关闭不全和二尖瓣反流的顽固性心力衰竭，硝普钠治疗有效；硝普钠可以减少高血压和急性缺血性心脏病患者的室壁张力和心肌做功，治疗急性心肌梗死目前有争议。硝酸甘油与硝普钠相比，更适合于急性冠脉综合征，特别是合并充血性心力衰竭时。当硝酸甘油不能使心肌梗死和心肌梗死诱发的急性充血性心力衰竭患者的血压降至正常时，可考虑加用硝普钠治疗。

临床应用方法：硝普钠50～100mg加入250～500mL葡萄糖溶液中，以10μg/

分钟静脉滴注，因为该药遇光分解，静脉滴注时需要避光输注，应小心与缓慢滴注，使用输液泵控制滴速。硝普钠的有效剂量为0.1~0.5μg/（kg·分钟），应逐步增加剂量，再到更大的剂量，最大剂量为200μg/（kg·分钟）。应用中应密切监测血压，监护使用。

硝普钠最主要的并发症是低血压。有的患者可能还会出现头痛、恶心、呕吐和腹部痉挛性疼痛。如果肝肾功能不全，或使用剂量大于3μg/（kg·分钟），并且用药超过72小时，需注意氰化物或硫氰化物的蓄积，此时要观察氰化物或硫氰化物引起的中毒征象。严重肝肾功能不全者避免使用。一旦出现中毒，应静脉滴注亚硝酸钠和硫代硫酸钠治疗。

（9）溶栓剂。心搏呼吸骤停的基础病因多数是急性心肌梗死，复苏后全面评估病情与确定病因，并针对病因治疗，可明显改善预后。临床心搏呼吸骤停大多数（约70%）的患者原发病为急性心肌梗死，急性心肌梗死导致心搏骤停和随后的CPR都会导致凝血系统的过度激活，内源性纤溶系统活化减低，导致血栓形成，因此心肺复苏后有适应证时应溶栓治疗，可使冠状动脉内的血栓溶解，增加微循环的再灌注，同时可增加脑循环的再灌注，改善脑组织对缺血缺氧的耐受能力，提高复苏成功率与改善预后，增加生存率。研究已证实，对于急性心肌梗死或脑梗死和大面积肺栓塞（PE）心搏呼吸骤停患者，CPR过程中实施溶栓治疗能够改善血流动力学、改善长期生存率，对存活患者的神经功能可促进完全恢复或大部分恢复。对于血流动力学不稳定的急性心肌梗死和大面积肺栓塞的患者，溶栓治疗是有效的治疗措施，掌握时间与应用时机，可以稳定病情，改善预后使临床获益。实际应用中，有可能发生致命性的大出血，故需要评估获益与风险，评估出血风险，根据病情选用溶栓治疗。

目前，溶栓治疗作为一种重要的较有前途的治疗方法，在心肺复苏中的确切疗效和安全性还存在争议，仍需进行大规模的临床试验进行研究。而最新的心肺复苏指南指出，心肺复苏已不是溶栓治疗的禁忌证，当确诊或疑诊心搏骤停是由急性肺栓塞或急性心肌梗死导致时可进行溶栓治疗。

（10）其他药物。利尿药与洋地黄在病情需要时根据病情选用，常用利尿药为袢利尿药如呋塞米或托拉塞米，适应证是多数急性心力衰竭患者，有明显液体潴留或伴有肾功能损害的患者，呋塞米的剂量与效应呈线性关系，故剂量不受限制，用法是呋塞米20~100mg，托拉塞米20~40mg，静脉注射。合理使用利尿药有利于稳定病情。

洋地黄是正性肌力药物，适应证是在急性心力衰竭伴快速心房颤动时应用，用法是0.2～0.4mg，静脉注射，可重复使用。

综上所述，心肺复苏中药物治疗是重要的治疗措施，复苏药物包括抗心律失常药和影响心排血量与血压的药物，心肺复苏中掌握药物的选择、应用时间、药物剂量、药物作用特点、适应证、禁忌证影响着抢救的成功、病情的转归和预后。肾上腺素仍是目前心肺复苏首选的一线药物，其复苏效果确实。按照推荐剂量使用，不常规使用大剂量的肾上腺素。去甲肾上腺素、多巴胺、多巴酚丁胺用于休克与低血压，血管加压素具有其作用特点，与肾上腺素作用相同，可作为心肺复苏的一线选择药物。溶栓治疗在心肺复苏中的适应证是根据病情可溶栓治疗，如心搏骤停是由急性心肌梗死导致的，可进行溶栓治疗。异丙肾上腺素的适应证是缓慢型心律失常，并且在心脏自主收缩恢复后才能发挥作用，由于可以扩张周围小动脉，影响血压，同时增加心肌耗氧量，故在缓慢心律失常特定情况下应用。

（二）抗心律失常药物

（1）阿托品。为抗副交感神经药物，通过消除迷走神经张力作用而增快心率，改善房室传导，用于逆转胆碱能性心动过缓、血管阻力降低、血压下降。阿托品是治疗心室停搏的一线药物。研究表明无论有无心脏活动，阿托品都可以增加心搏骤停患者ROSC率和存活率。

使用方法：治疗心脏停搏和缓慢性无脉的电活动，首次剂量给予1mg静注；若疑为持续性心脏停搏，应在3～5分钟重复给药；如仍为缓慢性心律失常，可每间隔3～5分钟静脉推注，一次0.5～1.0mg，增至总量0.04mg/kg。如剂量小于0.5mg时，阿托品有拟副交感神经作用，并可进一步减慢心率。阿托品气管内给药也可很好吸收。

急性心肌梗死患者应慎用阿托品，因致心率加快会加重心肌缺血或扩大梗死范围。

（2）胺碘酮。为Ⅲ类抗心律失常药物，可阻断钠、钾和钙通道及α-受体与β-受体，可以扩张冠脉，适应证为用于治疗电除颤后难治性室颤或室速，复苏后防止室性心律失常复发，伴有严重心力衰竭的房性和室性心律失常，对于由持续室颤或室性心动过速（室速）引起的心搏骤停者，在电除颤和应用肾上腺素无效后，建议使用胺碘酮。可控制血流动力学稳定的室速、伴有正常Q-T间期的多形性室速和不明原因的宽QRS心动过速。还可用于顽固性阵发室上性心动过速、房性心动过速电转复的辅助治疗，以及心房颤动的转复治疗。

用药方法：确定是室颤或无脉性室速，静脉注射胺碘酮，负荷量：3~5mg/kg，即150~300mg，溶于20~30mL葡萄糖液中不短于10分钟静脉注射，根据临床反应与病情特点，10~15分钟可重复注射。对反复或顽固性室颤或室速，3~5分钟后可再静脉注射150mg，维持剂量为1~1.5mg/分钟，持续静脉滴注6小时，根据临床治疗效果再减量至0.5mg/分钟，常规剂量不超过1.2g/d，每天最大剂量不超过2g。

胺碘酮静脉用药的主要不良反应是低血压、心动过缓、静脉炎，预防的方法是监测血压与心率，心电监护下用药，注意给药速度，若出现明显的低血压与心动过缓，可给予补液，应用升加压药、增加心率或临时起搏予以纠正。

（3）利多卡因。系Ⅰ类抗心律失常药，是治疗室性心律失常的药物，其作用特点是阻滞快钠通道，减慢心肌传导，终止钠通道依赖的折返。它能使原发性室颤的发生率降低1/3，室性心律失常的发生率降低一半，对自律性异常引起的室速效果较好。适应证是急性心肌缺血和急性心肌梗死所导致的室性心动过速。利多卡因是临床常用的抗心律失常药物，其特点是起效快、半衰期短、作用迅速、作用维持时间短，便于为应用其他抗心律失常药物提供条件。应用利多卡因应注意：利多卡因虽能降低室颤发生率，但没有降低病死率的作用，这可能与心脏收缩力减弱有关。利多卡因对于顽固性室颤/无脉性室速的治疗有限，临床应用中其他药物胺碘酮、普鲁卡因胺和索他洛尔的疗效优于利多卡因，选用时应掌握适应证，当心功能受损、应用胺碘酮无效时可用利多卡因治疗，其大量应用时可出现神经系统与消化系统不良反应，也会加重心功能损害。

给药方法：起始剂量为静注50~100mg，可以逐步增加剂量，如为顽固性室颤或室速，可酌情再次50~100mg静脉注射，5~10分钟给药，总剂量不超过3mg/kg。静脉滴注速度维持1~4mg/分钟，若再次出现心律失常可再次小剂量冲击性给药，静脉滴注0.5mg/kg，并加快静脉滴注速度，可加大剂量为4mg/分钟。

不良反应有言语不清、意识改变、肌肉抽动、眩晕和心动过缓。

（4）普鲁卡因胺。可通过减慢心肌组织的传导而抑制房性和室性心律失常，终止自发性室速时普鲁卡因胺的效果较好。

对室性心律失常治疗剂量为每5分钟静脉注射50mg，可以20mg/分钟的速度静脉滴注至心律失常控制或达最大剂量，总量不超过1g，控制后以维持量静脉滴注，维持量为1～4mg/分钟。应在心电监护与血压监测下使用，可能发生低血压、QRS波增宽度等不良反应，剂量过快与过大易发生毒性反应，出现严重的低血压，QRS波增宽较前大于50%，一旦发生立即停止用药。用药速度不宜过快，肾衰竭患者需减量使用。急性心肌梗死时慎用。

（5）索他洛尔。β-受体阻滞药是一线治疗药物，可以抑制房性与室性心律失常。索他洛尔可与胺碘酮联合用药，索他洛尔作用是延长动作电位，增加心肌组织的不应期，它具有非选择性的β-受体阻滞作用。索他洛尔的适应证是可以终止急性持续性室速发作，可用于多型性室性心动过速，严重的左心室功能减退避免应用。

索他洛尔常用剂量为1～1.5mg/kg，以10mg/分钟的速度缓慢静脉滴注。

不良反应包括心动过缓、低血压和心律失常。有报道发生尖端扭转型室速的发生率为0.1%。

（6）镁剂。口服或静脉补充镁剂，对室性心律失常相关的电生理基质产生有益作用，在患者低镁和（或）低钾时，这些药物更为有效，可作为辅助治疗。患者严重低镁时可发生顽固性室颤，导致心源性猝死。急性心肌梗死或心肌病时心脏结构或离子通道改变，易发生室性心律失常，发生电风暴，临床应注意电解质紊乱作为诱因所发生的室性心律失常。适应证：低镁时的室性心律失常或发生尖端扭转型室速。

用药方法：负荷量为静脉注射1～2g（8～16mmol），加入50～100mL液体中，5～60分钟给药，根据病情可以维持静脉滴注。注意不宜过快与过量用药。

镁剂的不良反应为快速给药有可能导致严重低血压和心脏停搏。

（7）异丙肾上腺素。为β-受体激动药，对心脏有变力与变时作用，增加起搏点自律性，可增加心率和心排血量，但同时增加心肌耗氧量，加重心肌缺血与缺氧，可扩张外周血管，使平均动脉压下降，减少冠状循环血流和脑血流。心肺复苏中禁用。

适应证：有血流动力学障碍的缓慢型心律失常、阿托品无效或禁忌的严重房室传导阻滞、人工心脏起搏器植入前的过渡治疗。用药方法：0.5～1mg异丙肾上腺素加入250～500mL葡萄糖液中，缓慢静脉滴注，也可静脉泵入，使用量为2～2μg/分钟，维持心率达到满足重要器官灌注，根据心率和心律调整剂量，在心电监护下使用。

（三）呼吸兴奋剂的应用

若心肺复苏早期尚未建立有效的人工气道，可以根据病情应用呼吸兴奋剂。在复苏早期，由于脑组织内氧合血液的灌注障碍，细胞仍处于缺氧状态，呼吸兴奋剂可刺激细胞的新陈代谢，加重细胞损害，因此使用呼吸兴奋剂应用需掌握时机及用药时间。有效呼吸与循环建立后复苏成功，脑组织缺氧改善，脑细胞有氧代谢恢复，此时使用呼吸兴奋剂可使呼吸中枢兴奋。

呼吸兴奋剂适应证：多在复苏1小时后可考虑应用；呼吸衰竭时；在自主呼吸出现恢复迹象时，虽有自主呼吸，但呼吸过慢、过浅、不规则时或不稳定时应用。

（1）尼克刹米。又名可拉明，可直接兴奋延髓呼吸中枢，也可刺激颈动脉体化学感受器而反射性兴奋呼吸中枢，能提高呼吸中枢对CO_2的敏感性，使呼吸加深加快。对血管运动中枢也有较弱的兴奋作用。

适应证：是可用于各种原因所致的中枢性呼吸功能障碍、各种呼吸抑制、慢性阻塞性肺疾病伴呼吸衰竭、循环衰竭等。尼克刹米特点是不良反应小，安全范围大，大剂量应用可致惊厥。

使用方法：每次0.75～1.0g，静脉滴注，也可皮下注射、肌内或静脉注射，静注一次作用维持5～10分钟，必要时可1～2小时重复用药，极量为1.25g。

不良反应：一次静脉注射过量可致血压上升、心动过速、肌震颤及僵直、咳嗽、呕吐、出汗。

（2）洛贝林。又名山梗菜碱，可刺激化学感受器反射性兴奋延髓呼吸循环中枢，即通过刺激颈动脉体和主动脉体的化学感受器，而兴奋延髓呼吸中枢。

适应证：可用于治疗呼吸严重障碍的患者。

用药方法：每次静脉注射3mg，范围为3～6mg，作用时间短暂，仅数分钟。最大量为每次6mg，每天20mg。不良反应轻微，大剂量可导致惊厥。

不良反应：大剂量可致心动过速、传导阻滞、呼吸抑制，甚至惊厥。

（3）回苏灵。对呼吸中枢有较强的作用，作用强于尼克刹米、贝美格（美解眠）。静脉注射后能迅速增大通气量，使肺换气量及动脉PO_2提高，降低

PCO_2。对通气功能障碍、换气功能障碍和高碳酸血症均有呼吸兴奋作用。

适应证：临床用于各种原因引起的中枢性呼吸抑制，包括麻醉药、催眠药所致的呼吸抑制及休克。

使用方法：以5%葡萄糖液稀释8～16mg后缓慢注入。对重症患者，可用16～32mg以生理盐水稀释后静脉滴注。

不良反应：胃肠道反应、皮肤烧灼感，大剂量时引起肌肉抽搐或惊厥，有惊厥病史者禁用，肝、肾功能不全者及孕妇禁用。

（4）纳洛酮。为吗啡受体的特异性拮抗药，能阻断和逆转内源性阿片肽的抑制作用。心搏骤停及心肺复苏过程中血液循环停止，机体出现严重缺氧、酸中毒等病理过程，β-内啡肽（β-EP）大量释放，对呼吸和循环产生抑制作用，增加心肺脑复苏的困难。纳洛酮通过逆转β-内啡肽对心肺脑功能抑制作用，使内脏神经放电增强和儿茶酚胺释放增加，使复苏中外源性肾上腺素效应更好地发挥作用。纳洛酮还可促进自主呼吸恢复、增加脑缺血后的血流量、降低自由基损伤、抗氧化及减轻再灌注的损伤程度，促进复苏成功。

适应证：对呼吸心搏骤停者、有呼吸能障碍者、昏迷与脑功能障碍者、意识障碍者有促醒作用，复苏中对有脑损伤者、脑血流障碍者改善脑供血功能，可明显提高复苏成功率。纳洛酮治疗组心搏骤停者复苏成功率高于常规治疗组，显示可明显提高心肺脑复苏的成功率。

使用方法：纳洛酮0.4～2.0mg加生理盐水20mL静脉注射，每间隔半小时重复使用，也可维持静脉滴注。

纳洛酮毒副反应小，安全性高，但在临床应用中个别患者出现恶心、呕吐、血压升高及肺水肿等不良反应，因此，对年龄较大、患有高血压、心功能不全者应慎用。

在心肺复苏中，掌握呼吸兴奋剂的应用适应证与剂量，选择治疗时机，早期不应常规使用呼吸兴奋剂，复苏治疗的原则是以保持气道通畅、人工辅助呼吸和维持有效血液循环为主，只有在自主呼吸功能恢复后，为纠正呼吸衰竭与提高呼吸中枢的兴奋性时选择才应用呼吸兴奋剂。

（四）纠正酸碱平衡的药物

呼吸心搏骤停者发生严重的酸中毒，碳酸氢钠作为心肺复苏时的常用药物，作用在于纠正心搏骤停时出现的代谢性酸中毒。临床发生心搏骤停后，早期主要以呼吸性酸中毒为主，之后出现代谢性酸中毒。心搏呼吸骤停后，可出现呼吸与代谢性酸碱失衡，心肺复苏期间，二氧化碳排出明显减少，只有气管插管和保证足量的通气，才能增加二氧化碳的排出，适宜的肺泡通气和组织血流的比例是维持酸碱平衡的基础。因此，心肺复苏时必须保证有效的肺通气及有效的循环功能，保证足够的心排血量和组织灌注，才可维持酸碱平衡。在心搏骤停和复苏后期，高通气可以减少二氧化碳潴留，纠正呼吸性酸中毒。

临床研究表明，在成功复苏重新建立循环灌注前，碳酸氢钠应避免使用，碳酸氢钠对除颤与预后无关。在复苏建立有效通气和循环后适量应用碳酸氢钠是有益的。心肺复苏后，通过血气分析判断酸中毒的程度并指导治疗。心搏呼吸骤停时应用碳酸氢盐不当可发生不良反应，如：发生细胞内酸中毒；降低体循环血管阻力；产生细胞外碱中毒，氧释放减少；可导致高钠血症和高渗状态；引起反常性酸中毒；使同时应用的儿茶酚胺失活。因此，在心肺复苏中，在心搏骤停复苏后应用碳酸氢钠，适应证是原有代谢性酸中毒、高钾血症、五环类或苯巴比妥类药物过量的情况下，应用碳酸氢钠才会有效；另外，对于心搏骤停时间较长的患者，应用碳酸氢钠治疗有益；某些特殊情况下，在除颤、胸外心脏按压、气管插管、机械通气和血管收缩药治疗的基础上，存在酸碱失衡时，可适度应用碳酸氢钠。

应用方法：以1mmol/kg作为起始量，间隔10分钟可重复给药，第二次的剂量为首剂量的1/2。目前碳酸氢钠使用应遵循"宜晚不宜早，剂量宜小不宜大，速度宜慢不宜快"的原则。应用时应根据血气分析或实验室检查结果测得的碳酸氢盐浓度和碱剩余来选择与调整碳酸氢盐用量，避免发生医源性碱中毒。

心肺复苏过程中应用碳酸氢钠不能提高患者的存活率，必须掌握碳酸氢钠应用的适应证与禁忌证，应用时间与剂量。效果的评价：在心脏停搏时间较长和有效通气与循环建立的情况下选用，是心搏呼吸骤停抢救中需要应用的治疗药物。

第五节 冠心病的预防

一、冠心病的三级预防

冠心病作为最主要的心血管疾病，其发生和发展有一个系统的过程，吸烟、高血压、血脂异常、肥胖以及近来为人们所关注的代谢综合征等危险因素可看作是疾病的上游，有时在一个人身上可集中多种危险因素。随着生活方式的改变，这些危险因素在人群中越来越普遍地存在，并向青少年发展。心血管疾病从危险因素到出现临床症状，这中间大概需要几十年的时间。但遗憾的是，有相当多的患者从来没有症状和先兆，就突然发生心肌梗死、脑卒中，甚至意外死亡。即使能够救治成功，患过心肌梗死的患者在之后缓慢的疾病发展过程中，也会出现慢性心力衰竭，对慢性心力衰竭的治疗现已成为发展中国家及发达国家共同面临的新挑战。针对动脉粥样硬化疾病的发生发展过程，应该加强心血管疾病三级预防，层层设防，阻断疾病的发生和进展。

（一）一级预防

控制冠心病的关键在于预防。虽然冠心病是中老年人的常见病和多发病，但其动脉粥样硬化的病理基础却始发于二十几岁，这期间的几十年为预防工作提供了极为宝贵的机会。冠心病的一级预防即病因预防，也叫原发性预防。冠心病是一种多因素疾病，高血压、高脂血症、吸烟、肥胖、糖尿病及缺乏体力劳动、A型性格等都是冠心病的危险致病因素。一级预防主要就是对危险因素的干预，通过改变与冠心病危险因素有关的生活习惯，以及与冠心病有明确因果关系（如高血压、高脂血症等）的疾病的控制，以降低冠心病的发病率。这项工作是健康人群战胜冠心病的第一道防线，一个人要远离冠心病，首先，必须重视一级预防，防止冠状动脉粥样硬化的发生，把冠心病消灭在萌芽状态；其次，加强卫生健康教育，提高人们对冠心病危害的认识，增强人们自我防病的意识；最后，一级预防应从儿童时期开始，定期进行体格检查、积极预防儿童肥胖、重视儿童饮食中钙的含量、预防血压升高、禁止儿童吸烟（包括主动吸烟和被动吸烟）。

（1）控制高血压。控制高血压及降低偏高的血压是预防冠心病很重要的方面。降低钠盐摄入量，忌过量饮酒，对高血压患者应进行长期降压治疗。

（2）降低血脂。防治高脂血症，降低血脂水平，能达到预防冠心病的发病或不加重冠心病的目的。应合理调整饮食结构，倡导合理的膳食，高脂血症患者要在医生指导下采用药物和非药物治疗措施，努力把血脂控制在理想的水平。

（3）戒烟。烟草中含有尼古丁等多种致病因子，能诱发和加重冠心病，影响机体血液流变和凝血机制，导致心肌缺氧，诱发冠状动脉痉挛，加速冠状动脉粥样硬化形成。吸烟量、烟龄、吸烟深度、开始吸烟年龄均与冠心病的发病率成正比关系。戒烟可配合药物和针灸等方法，戒烟成败的关键是决心和毅力。

（4）增加体力活动。散步、上楼、慢跑、骑自行车、游泳、打太极拳等都是比较好的运动项目，活动原则为坚持、有序、适度。

（5）避免长期精神紧张及过分激动。避免长期精神紧张，例如，A型性格的人要有针对性地采用心理调适的方法加以调整，保持心理平衡。

（6）积极治疗糖尿病。控制高血糖，纠正糖尿病中常见的多种代谢紊乱。

（二）二级预防

如果冠心病已经发生，但尚未出现严重的临床症状而采取积极有效的治疗措施，阻止病变继续发生，并争取使之转逆，这就是冠心病的二级预防。虽然一级预防是最理想的，是冠心病防治的首要任务，但却不能保证所有的人不患冠心病，故做好二级预防也是很有必要的。应该看到，目前冠心病的病死率仍然很高，而死亡者多半生前有明显的冠心病史。从冠心病的死亡者年龄情况看，大都在40～60岁，这时是工作能力和创造能力最强的时候，对家庭和社会贡献最大的时候。因此，改变这种严峻的现实，就是二级预防的目标。二级预防工作的具体措施必须是在一级预防工作的基础上进行，即冠心病患者不论过去是否进行过一级预防，都必须终身采取一级预防的具体措施，而且应该更加严格地控制冠心病的各种危险因素。

（1）冠心病患者的自我报警。凡突发上腹或胸部疼痛、胸闷、心慌、气短、疲乏、精神不振、烦躁、头晕等症状，一定要到医院去进行检查，一经确诊，及时治疗。

（2）冠心病高危人群的定期检查。高危人群有高脂血症者、多年吸烟史者、高血压者、肥胖者、糖尿病者、有冠心病家族史者。高危人群应每年进行一次检查。

（3）冠心病的二级预防ABCDE方案。冠心病的二级预防提倡"双有效"，即有效药物、有效剂量。以下简介冠心病二级预防的ABCDE方案。

A：长期服用阿司匹林和血管紧张素转换酶抑制剂（ACEI）。前者具有抗血小板凝集作用，可减少冠脉内血栓形成；后者可改善心脏功能，减少心脏重塑、变形，对合并有高血压、心功能不全者更有帮助。

B：应用β-肾上腺素能受体阻滞剂和控制血压。目前已证实，若无禁忌证的心梗后患者使用β-受体阻滞剂，可明显降低心梗复发率、改善心功能和减少猝死的发生。控制高血压对防治冠心病的重要性是众所周知的，一般来讲，血压控制在130/85mmHg以下，可减少冠心病的急性事件，且可减少高血压的并发症，如中风、肾功能损害和眼底病变等。

C：降低胆固醇和戒烟。众所周知，胆固醇增高是引起冠心病的罪魁祸首，血清胆固醇增高应通过饮食控制和适当服用降脂药如他汀类药（如舒降之、来适可、普拉固等），把胆固醇降到4.6mmol/L（180mg/dL）以下，这样可大大降低心梗的再发率。最近通过循证医学研究证实，心梗后患者即使血清胆固醇正常也要服降脂药，尤其是他汀类药，这样就能大大降低急性冠脉事件的发生率。因此，凡是心梗患者，无论血清胆固醇增高还是正常，都要长期服用降脂药。

D：控制饮食和治疗糖尿病。冠心病从某种意义上来说是吃出来的。每日进食过多富含胆固醇的食物如肥肉、动物内脏、蛋黄等，是促发冠心病的最大危险因素。因此，心梗后的患者应当远离这些高胆固醇食物，提倡饮食清淡，多吃鱼和蔬菜，少吃肉和蛋。而糖尿病不仅可以引起血糖增高，也是引起脂质紊乱的重要原因。在同等条件下，糖尿病患者的冠心病患病率比血糖正常者要高出2~5倍。由此可见，控制糖尿病对冠心病患者是何等重要。

E：教育和体育锻炼。冠心病患者应学会一些有关心绞痛、心肌梗死等急性冠脉事件的急救知识，如发生心绞痛或出现心梗症状时可含服硝酸甘油和口服阿司匹林等，别小看这些简单方法，这可大大减轻病情和降低病死率。心梗后随着身体逐渐康复，可根据各自条件在医生指导下，适当参加体育锻炼及减肥。这样不仅可增强体质，也是减少冠心病再发心梗的重要举措。

（三）三级预防

冠心病的三级预防是指重病抢救，预防并发症发生和患者的死亡，其中包括康复治疗。其主要是指不稳定型心绞痛的治疗和急性心肌梗死的治疗，因为不稳定型心绞痛是稳定型心绞痛和心肌梗死之间的中间状态，它包括除稳定型心绞痛以外的劳累性心绞痛和自发性心绞痛，其中恶化性心绞痛和自发性心绞痛又称为"梗死前心绞痛"。

因此，除二级预防中谈到的强化治疗外，还需采取抗凝、溶栓疗法。肝素及抗血小板制剂，如阿司匹林对抗血小板黏附和聚集，对不稳定型心绞痛有确切的疗效，有预防心肌梗死或再梗死的作用。

三级预防的重点是预防心肌梗死的并发症及预防再梗死。冠心病患者实行有计划合理治疗和积极的自我保健相结合的对策，做好饮食调养、体育运动及药物预防，是防止冠心病病情复发和恶化的关键，也是三级预防的关键。

1.医院内治疗

（1）休息。

（2）吸氧。

（3）彻底止痛。

（4）应用扩张冠状动脉药、β-受体阻滞剂等药物。

（5）溶栓治疗。

（6）介入治疗（MA支架）。

（7）冠状动脉旁路移植术（搭桥术）。

2.家庭自我防治

（1）合理饮食。

（2）适当运动和锻炼。

（3）家庭护理和康复、急救。

（4）药物治疗。

（5）控制血压。

（6）控制糖尿病。

（7）戒烟。

二、冠心病日常预防措施

（一）预防高血压

高血压是冠心病的首要独立危险因素，控制好血压是预防冠心病的根本措施之一。

大量临床实践证明，将高血压患者的血压降到140mmHg以下（若合并有糖尿病或慢性肾脏病的患者应降到135/80mmHg以下），就能起到很好的预防效果。

高血压的治疗一般分为药物治疗和非药物治疗两种。像血压过高（如收缩压达到200mmHg以上）的，以及还合并有其他问题的患者在无法通过改变生活习惯达到降压目的时，就需要酌情采用药物治疗。而那些只存在血压略高问题的人，可能不需要降压药，仅仅从一些良好生活习惯的养成中，就可以让血压降到正常水平。

（1）定期测量血压，保持血压正常。正常收缩压低于140mmHg，青年不高于130mmHg，老年人上限为150mmHg；舒张压低于90mmHg。35岁以上者最少每年量一次血压，凡是从未量过血压的成年人，均要及时测量。发现高血压应积极治疗并长期控制。对没有高血压家族史的人，从40岁起须定期测量血压，很多高血压患者可维持10~20年无症状，但是一旦发现往往已是Ⅱ期以上。对有高血压家族病史的人，从儿童期就应定期测量血压。正常儿童的收缩压＝年龄×2+80mmHg，舒张压为收缩压的3/5~2/3，学龄儿童正常最高值为120/80mmHg。

（2）保持血脂正常。血清总胆固醇正常值在6.0mmol/L以下，大于6.0mmol/L为高脂血症。

（3）戒烟。吸烟能升高血压，加快心跳，而且香烟中的尼古丁能使小动脉持续收缩，造成动脉硬化，形成持久性高血压。

（4）限盐。世界卫生组织规定每人每日的食盐摄入量不多于5g，这对预防高血压有很好的作用。

（5）保持正常体重。正常体重（公斤数）＝身高（cm）－105。体重超过正常体重的10%是超重，超过20%为肥胖，必须进行减肥。控制高糖、高脂食物，少食多餐，积极锻炼身体是控制体重的主要方法。

（6）科学饮食。食不过饱，米面杂粮搭配，少吃动物脂肪，多吃蔬菜及水果。酒可偶饮、少饮，不可多饮。

（7）积极运动，放松心情。减少脂肪堆积，缓和紧张情绪，稳定血压。

（8）放缓生活节奏，放松紧张情绪。合理安排工作与生活，做到劳逸结合，对稳定血压很有好处。

（二）有效控制体重

肥胖也是导致冠心病发病的危险因素之一，肥胖者要比消瘦者的冠心病发病率高出2～2.5倍。有效控制体重，避免肥胖，对于控制血脂与血压水平、减少高尿酸血症及动脉粥样硬化的形成、预防冠心病的发生，都有较大的作用。

（1）肥胖与冠心病的关系。凡体重超出了标准的20%即称为肥胖。目前一些专家提出以体重指数[BMI＝体重（kg）/身高（m）的平方]来判断身体肥胖的程度更为合理，正常BMI介于20～25，＞25为肥胖，＞40为病态肥胖。目前已知，肥胖者体内脂肪过多分布在内脏者，更容易引起心血管疾病。可以用腰-臀比例来测算，腰围与臀围之比男性＞0.9、女性＞0.8提示内脏脂肪组织过多。它的增多与高血压、高甘油三酯血症的发病和高密度脂蛋白的水平减低有关。此外，肥胖还可影响代谢，包括降低胰岛素的敏感性，产生高胰岛素血症、糖耐量降低、高胆固醇血症等多种冠心病危险因素。所以，凡BMI＞25、腰-臀比例超出以上数值者，应适当增加体育锻炼和节制饮食。若能将体重控制在正常范围内，则发生冠心病的危险性可降低35%～45%。

（2）科学控制体重的方法

控制饮食：这里所说的控制饮食不是说吃得越少越好，而是指在满足机体需要的情况下，避免摄入过量的热量。同时，还要调整膳食结构，注意使蛋白质、脂肪及糖类比例平衡，限制单糖的摄入。人类可从谷类食物中得到丰富的糖类，而单糖如糖果之类的食品，不但热量高，而且大量摄入会给人体带来健康隐患。控制饮食还有一个小窍门，就是吃足量的新鲜水果、蔬菜，它们富含维生素、矿物质而且能量较低。当控制饮食出现饥饿感时，可拿此类食物充饥，而不用担心发胖。

多运动：多运动可以消耗多余的热量，燃烧脂肪，维持体重。

（三）谨防过度劳累和情绪激动

过度劳累和情绪激动会导致心绞痛急性发作或急性心肌梗死，这不仅在中老年人中时有发生，而且在不少青年人中亦常可见到。过劳、剧烈运动、情绪激动引起的疲惫不堪或疲劳感的突然剧增，可能是心肌梗死和冠状动脉性猝死的前驱危险或早期的报警症状。这个概念正受到愈来愈多人的重视。

（1）避免过度劳累和剧烈运动。过度劳累和剧烈运动容易引起冠心病心绞痛急性发作或急性心肌梗死。这种情况在中老年人群中比较常见。所以，在工作和生活中要量力而行，工作应适度，生活有秩序，运动时要根据自己的体质循序渐进，以不感觉疲累为宜。

（2）工作和精神压力是重要的发病原因。医学研究显示，工作负荷过重、人际关系紧张、生活无规律、情绪激动、易焦虑或惊恐的人群更容易发生心脑血管症状。

（3）情绪压抑者血压增高最显著。研究发现，情绪压抑者血压增高最明显。因为情绪压抑能够使交感神经系统活性增加和内分泌异常，使血管阻力增加，进而引起高血压。美国的一项为时20年的调查研究发现，2400个冠心病患者中有27%是由于严重的心理压力而引起的。

（四）坚持科学用药

冠心病患者应坚持科学用药，即根据人体生物节律来安排用药。医学生物节律研究显示，冠心病心肌梗死易在早上发作。这与人的生物节律有关，因为人的血液凝固作用在早上增高，儿茶酚胺（有加快心率、升高血压作用的催醒激素）在早晨起床时分泌量急剧上升，冠状动脉紧张度最高的时间也在早上。

（1）服用降血压药物。服用传统的降血压药物，虽然具有一定副作用，但只要能将收缩压下降10～12mmHg，舒张压下降5～6mmHg，与不用药或用安慰剂相比，能使脑卒中的危险降低40%，使心肌梗死和冠心病减少16%。若有条件组合使用更新、副作用更少、降压效果更好的降血压药物，能进一步减少脑卒中及心肌梗死的危险。如果降压有效，又无明显副作用，能够良好耐受，就不要轻易更换药物，中医讲"药不更方"非常有道理。

（2）服用抗血栓、防血栓药物。不稳定的动脉粥样硬化斑块（易损斑块）破裂，使血流中的血小板黏附到血管壁，血小板激活、聚集，是动脉系统血栓形成的启动环节。阿司匹林是防止动脉粥样硬化血栓形成、预防脑卒中及心肌梗死的首选药物。对于不稳定型心绞痛、急性心肌梗死，需要在冠状动脉安置金属支架的患者除了用好阿司匹林外，还需使用更新的抗血小板药物。急性期还可能需要短期应用抗凝药物（肝素或低分子肝素）。

（3）服用拮抗神经与内分泌过度激活药物。高血压、心肌梗死、心力衰竭或猝死的全过程以及每一关键环节，都有人体内的交感神经及内分泌腺的过度激活。这种过度激活会增加发生心肌梗死或脑卒中的危险，增大猝死危险，使疾病恶化。

拮抗交感神经和内分泌系统，可降低上述危险，并可延缓疾病进展，预防疾病恶化。拮抗交感神经的药物是β–受体阻滞剂；拮抗内分泌系统的药物：一是血管紧张素转换酶抑制剂，二是血管紧张素受体拮抗剂，三是抗醛固酮药物。

（五）合理膳食

研究数据表明，冠心病与营养不平衡有关，因此合理地调整膳食是预防与调养冠心病的重要措施。

（1）控制总热量。控制总热量可以维持热量平衡，防止肥胖，使体重达到并维持在理想范围。

（2）控制脂肪与胆固醇的摄入量。脂肪摄入总量占总热能的20%～25%或以下，其中动物脂肪不超过1/3；胆固醇摄入量应限制在每日300mg以下。

（3）蛋白质的质和量应适宜。蛋白质摄入总量占总热能的12%左右，其中优质蛋白占40%～50%，优质蛋白中动物性蛋白和豆类蛋白各占一半。使用复合糖类，控制单糖和双糖的摄入。尽量少吃点心、糖果，少喝含糖的饮料。

（4）多吃蔬菜和水果。蔬菜和水果是维生素、矿物质、纤维素和果胶的丰富来源，纤维素和果胶能降低人体对胆固醇的吸收。

（5）少量多餐。避免吃得过饱、过多而加重胃肠道和心脏的负担。忌烟酒、浓茶及辛辣食品。

六、适量运动

所谓适量的运动，就是指每周运动不低于5次，每次运动不少于30分钟，运动后每分钟的心率数＝170－年龄。预防冠心病进行适当运动的目标为提高心肺功能，减少精神压力，保持或恢复正常的体重、体型等。

运动锻炼能够很好地调节人体的免疫功能，提高机体的抗病能力，构筑起强身抗病的"长城"。可以通过神经和内分泌的途径，对各个脏器及免疫功能进行调控，促使机体各个系统的功能提高，使体质得以增强，抵抗力得以明显提高，进而达到预防疾病的目的。但不是只要运动就能提高身体的免疫力，只有适量的运动才可以起到调节机体免疫功能的作用。

运动锻炼既可以增强身体组织器官的新陈代谢，又可以增强脂质的氧化消耗，使血脂下降，从而防止动脉粥样硬化。

运动锻炼能扩张冠状动脉口径，增加冠状动脉的侧支循环，增多心肌的供血量，减慢基础心率，减少运动时的能量需求量，进而减轻心脏负担，保护和改善心脏功能。

运动锻炼能够减少血小板聚集，改善机体对葡萄糖的代谢，提高纤溶系统的活性，提高冠心病患者对应激的耐受能力，减少心律失常及心血管意外事件的发生。

运动锻炼能够降低血压，是防治高血压病的有效辅助方法。

运动锻炼可消除脑力疲劳及精神紧张，使人放松情绪，恢复精神，增加生活乐趣，对人的身心健康十分有益。

（七）冠心病的季节性预防

有冠心病病史的人遇天气突然变化，极易导致血管痉挛、心肌出血，引发心肌梗死。因此，在季节交替的时候需要格外重视，警惕发病。

（1）初春季节的预防措施。早春时节是一年之中人们最容易得病的时期之一。在我国民间，早已有"可度三九，难耐春寒"之说。由于寒冷的刺激，导致冠状动脉痉挛、收缩和闭塞，血液流通受阻，血流中断，血氧供应产生困难，使部分心肌因急剧的、持久性缺血与缺氧而发生局部坏死。对已经患有高血压或冠心病的老年人，容易突发心肌梗死、心脏骤停而酿成猝死，所以中老年人应引起警惕。

专家提醒冠心病患者，"百病从寒起"，预防倒春寒伤害人体，尤其要防寒、防风。在按时服药的同时，特别要注意保暖。气温陡然下降时，在清晨或夜间出门，别忘了增加衣物，切忌运动出汗后脱衣图凉快。患者一旦出现胸闷、胸痛等症状应马上就医，不要延误时间，避免失去早期治疗时机。

另外，还需注意饮食调养。早春时节的营养结构要以优质蛋白质为主，多食鸡蛋、鱼虾、牛肉、鸡肉、兔肉和豆制品及芝麻、花生、核桃等食物，以适应天气渐暖，人体活动增多及能量消耗增加的需要。可以多饮茶、食用菌汤，多吃菌类、黑木耳等。茶叶中的茶色素可有效对抗纤维蛋白原的凝集，抑制血小板的黏附和集聚；黑木耳中的某些成分能有效降低血液黏稠度，防止血液凝固。这些都有利于机体对抗倒春寒的袭击。另外，要注意休息和保持情绪稳定，在精神和体力上都不要过度疲劳和紧张。还要适当参加体育活动，使得身体气血通畅，增强抗病能力。有慢性疾病的人群及老年人，只要对倒春寒有足够的重视，还是可以避免由此所产生的身体不适感和突发疾病的。

（2）酷夏季节的预防措施。夏天气温高，会加重心脑血管患者的缺血、缺氧反应，也会加重心脏负担。冠心病患者应警惕发病。

晨练不如"遛晚"：众所周知，冠心病患者的心绞痛、心肌梗死发作多在清晨，原因是多方面的，主要的原因是这一时间段人的血压升高、心率增快和血小板的凝聚力增加，从而导致心肌耗氧量增加，使心绞痛发作，或导致冠状动脉内斑块破裂引发血栓形成，致心肌梗死发生。也有研究认为，由于夜间皮肤蒸发、口鼻呼吸及排尿等原因使人体流失部分水分，致夜间血液黏稠度升高、血流速度减慢，易形成血栓导致冠心病的症状发作。所以心脏不好的人不宜晨练，最好在晚饭后1小时再锻炼，锻炼方式不可过于激烈，最好选择散步、打太极拳等。

贪凉易发病：夏天出汗多，心脏病患者可以喝些淡盐水和果汁补充钾。不要喝大量冰镇饮品，因为冰镇食品经食管到胃，心脏遇冷收缩，容易发生心绞痛、心肌梗死；冷食还容易升高血压；冷刺激亦会诱发冠状动脉血管收缩，导致血管闭塞。

补充水分：夏天出汗多，要多喝水，及时补充水分，不要等渴了才喝。最好喝凉开水，也可以喝一些淡盐水。研究表明，绿茶含强抗氧自由基，有预防动脉粥样硬化的效果，夏天可以适当多饮绿茶。少喝含咖啡因的饮料。每天要喝好3杯水，即睡前半小时1杯水、如果半夜醒来1杯水、清晨起床后1杯水。如有条件可以常喝绿豆汤、菊花茶等饮料，既补充水分，又能清热解暑。

生活规律：由于夏夜暑热，晚间人们一般入睡较晚，早晨不宜过早起床，中午要适当休息，以补充睡眠不足。有的年轻人自认为身体很好，晚上睡不着觉就通宵看电视或打牌。其实，在医院30多岁的心脑血管病患者并不少见。因此，从年轻时就要养成良好的生活习惯，注意生活规律，不要过度熬夜。

按时用药：夏季血管扩张，有的高血压患者会出现不用吃药血压也会正常的情况，因此有的患者就擅自停药，这是不可取的。在夏季，冠心病合并高血压患者尤其要加强对血压、血糖、血脂等危险因素的监测，在医生的指导下坚持服药，可根据实际情况对服用的药物做适当的调整，切不可自行随意停药。如果外出旅行要注意随身携带抗心绞痛药物，以备不测。

发病要平躺：如果突发心脏病，患者一定要平躺安静，迅速拿出随身携带的药丸含服，并立即拨打120求助。家人在身边应马上测量患者血压、数心率，将数据提供给医生以便及时施救。

（3）冬季的预防措施。冬季气候寒冷，人体各项生理功能均不同程度的承受着考验，血压升高、心跳加快、心肌耗氧量增加，全身血管，包括冠状动脉收缩痉挛。心脏必须加重负荷，才能把血液输送到各个脏器，心肌耗氧量势必倍增，有时仅仅是脚部着凉也会因反射性末梢血管收缩引起冠状动脉血管痉挛；寒冷天气也会导致失眠或睡眠质量欠佳，造成烦躁、不安、焦虑，致使体内儿茶酚胺类血管活性物质升高，加重冠状动脉痉挛；寒冷天气会诱发血栓形成，诱发心肌梗死；气温突然变冷，机体抵抗力下降，尤其老年人易发生呼吸道感染（上呼吸道感染、支气管炎、肺炎等），这些感染又容易引发心肌梗死。因此，应尽可能减少心脏负荷，提高耐寒能力和免疫功能，以下一些措施有利于冠心病患者安全顺利过冬。

第一，早睡晚起，坚持午睡。

第二，洗澡勿过勤，睡前泡泡脚。

第三，正确服药，监测病情。

第四，保持心情舒畅。

（八）警惕冠心病信号

（1）老年冠心病患者应警惕肩痛。很多老年人长期受着肩周炎的折磨，因此形成一种思维定式，觉得肩痛就是肩周炎又犯了。其实，冠心病有时也会"移花接木"，以肩痛为表现形式。

冠心病发作时，心肌会因为缺血、缺氧刺激心脏自主神经感受器，把痛觉信号传入大脑。而肩部、胸骨处的疼痛信号也是经过同样的神经传入大脑。

如果是冠心病发作时产生的肩痛一般持续时间不会很长，服点药、休息一下症状就会消退，且肩关节活动不受影响；而肩周炎引起的疼痛则是长时间、持续性的，并常常使关节活动受到限制。此外，冠心病引起的肩痛，服用硝酸甘油后可缓解；而肩周炎引起的肩痛服用硝酸甘油是无效的。

如果感觉肩痛有些异样，就应该赶紧去医院接受检查，做心电图或冠脉造影查找出病因。

（2）注意防范隐匿性冠心病。冠心病患者临床上有心肌缺血引起的发作性心前区疼痛。无症状性冠心病也称隐匿性冠心病，可因无症状而不易被发现，也可表现为出汗、恶心、呕吐、呼吸浅促和疲倦等，但无典型心绞痛而误诊。无痛性冠心病的预后与症状性冠心病无明显区别，但由于前者呈隐匿性，常因不能及时发现而造成意外。糖尿病患者往往有自主神经功能损害，无痛性心肌缺血或隐匿性冠心病发生率高，切莫掉以轻心。

糖尿病患者冠心病发病率显然高于一般人群，而多数糖尿病患者在发生冠心病时，可无明显的胸痛等症状或体征，待到发生严重并发症如心肌梗死、心力衰竭或心律失常时，才首次被发现患有冠心病。许多人的心脏因"无痛性"损害多年，使治疗难以奏效甚至发生意外。尼斯托谆谆告诫糖尿病患者："要特别警惕无痛的隐匿性冠心病！"

糖尿病患者冠心病的患病率、心肌梗死发病率及病死率远较无糖尿病者高，且发病早。研究表明，2型糖尿病患者在糖尿病症状发生时，有50％的人早有了原发性高血压，30％已患冠心病，发病前也已有抗胰岛素和高胰岛素血症了。肥胖、高血压、高血脂和糖尿病常互为因果，诱发或加重冠心病。因此，糖尿病患者定期做心血管检查显得格外重要。测血压、血脂，做心电图是早期发现糖尿病患者并发冠心病的简单而有效措施，必要时可做运动试验和其他心血管检查。

（3）注意猝死预兆。尽管猝死常常难以预测，但部分因素与猝死的关系十分密切，这些因素通常被称为危险因素。研究发现，高血压、高血脂、高血糖和冠心病密切相关，吸烟、肥胖、体力活动少等不健康的生活方式也与冠心病及心脏性猝死有关。此外，精神抑郁、精神负担重的人群猝死发生率相对较高。

并非所有的心脏性猝死都毫无预兆。文献报道指出，80％的患者在猝死发生前有过不同程度的预兆，其中22%的患者会有心绞痛，15%的患者出现呼吸困难，其余的还会出现恶心、呕吐、头晕等症状。一般情况下，若有以下预兆应及早前往医院检查：发作性的胸部闷痛或压迫感、心慌、乏力及头晕。若突然出现低血压、胸痛、出冷汗、呼吸困难、头晕，很可能是猝死发生的预警信号，这时应强化急救意识，第一时间前往医院诊治。

（九）冠心病猝死的预防及自救

冠心病急性发作救治不及时可发生猝死。心脏性猝死的主要发病原因是供给心脏血液的冠状动脉主支突然梗死，致使心脏大面积急性缺血坏死，心脏电生理紊乱，引起急性心律失常，如心室纤颤。

冠心病的主要临床表现为：轻者有心前区闷痛；重者常有心绞痛发作；严重者心绞痛加剧，心电图ST段T波改变，甚至出现心肌梗死图形。若抢救不及时可发生心脏骤停。

为了让大家了解疾病发展过程，并能尽早发现症状的前兆，以便采取有效自救用药，避免发生意外，现将预防措施简介如下，供自我保健参考。

1.自救措施

心绞痛发作应及时用药缓解疼痛，防止病情加重。

（1）冠心病心绞痛发作之初应平卧安静，立即舌下含服硝酸甘油0.3～0.6mg或口服硝酸异山梨酯10mg。

（2）备有氧气者，及时吸氧。

（3）若心绞痛加重，拨打"120"急救电话，请求救治。

2.预防冠心病急救措施

（1）定期体检：无论是心脏病患者还是身体健康的人，都应定期进行体检，因为心血管疾病及心源性猝死，经常会找上貌似健康的人，特别是心脏有器质性病变，但症状不明显的中年人。

（2）治疗高血压：高血压不仅可因突然发生卒中而导致猝死，同时也会增加"心脏性猝死"的危险。所以，从高血压的早期就应开始治疗，具体方法是放松精神，规律生活，保证睡眠；在医生的指导下，选择缓和的降压药物；长期服用降压药的人，千万不要突然停药，以免出现反跳而发生危险。

（3）降低高血脂：三酰甘油、胆固醇长期增高，是发生和加重冠心病的重要原因。故不宜吃富含高胆固醇食品和易使三酰甘油升高的高糖食物。

（4）戒烟戒酒：要彻底戒烟禁酒。研究证实，在心脏病死亡中有21％是由吸烟造成的。每日吸1～14支烟的人，死于冠心病的危险性比不吸烟者高67％；每日吸25支烟以上者，则死亡危险性要高出3倍。但是戒烟以后，这种危险率可逐渐降低，3～5年后可降至不吸烟的水平。虽然少量饮酒有减少冠心病突发的作用，然而酗酒的危险性极大，人们当适可而止，不可恃强狂饮，有冠心病者更当敬而远之。

（5）保持理想体重：医学家们发现，如果超过标准体重20％，则冠心病突发的危险性增加1倍。因此，超重过多者特别是肥胖者，颇有减肥的必要。不过，减肥的最好方法不是饥饿节食，而是坚持运动。喜欢运动的人，其冠心病突发的概率比习惯久坐者减少35％～55％。当然，运动宜适度而持久，不可剧烈。

（6）防止便秘：大便秘结排便时增加腹压影响心脏，诱发冠心病急性发作。故平时应多吃水果、蔬菜和含纤维素多的食物，以保持大便通畅。在急性心肌梗死的1个月内，可每日使用缓泻药，如乳果糖口服液10mL，每日3次，或服用麻仁润肠丸等。但忌服大黄、巴豆等泻药。

（7）备用保健盒：有冠心病的人，要随身携带装有硝酸甘油、硝酸异山梨酯（消心痛）、速效救心丸等药物的保健盒，在疾病发作之初可立即服用，以减轻疾病的严重程度。此外，冠心病患者每日服用肠溶阿司匹林片50mg，对预防猝死也有效。

（8）中药调理：中医采取活血通络、软坚散结、益气养血、宽胸理气、芳香开窍等方法，可以改善心肌供血、营养心肌、预防血栓形成、软化冠状动脉。因此，经过相对较长时间的中药调理后，可以很好地提高患者体质、改善心功能、预防心肌梗死、防止猝死的发生。

（9）平衡膳食：选择高蛋白质、易消化的食物，如鱼、鸡肉、牛奶、大豆等。宜食用植物油，如花生油、菜籽油、玉米油等，多食富含食物纤维的粗粮、蔬菜，增加维生素的摄入，多食新鲜瓜果，控制甜食，低盐饮食，少吃煎、炸、熏、烤和腌制食品，用餐不宜过饱。

（10）避免精神过度紧张：精神紧张可使血压升高，心脏负担加重。精神过度紧张还会诱发心律失常，情绪激动很容易诱发冠心病等身心疾病，甚至还可以使已患有心血管疾病的老年人发生心肌梗死等意外。因此，应放松情绪，做好自

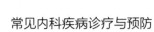

我调整。

（11）生活有规律：规律的生活起居包括按时起床、定时进餐、适量锻炼、按时睡眠、适当休息、劳逸结合、保持良好的卫生习惯。

（12）适量运动：适量的体育锻炼可以改善心血管功能，使身体的血液循环和微循环得到改善。步行是最简单而安全的运动，步行可以使心脏收缩加强，心跳加快，血流加速，冠状动脉的血流量增多，从而使身体适应步行运动的需要，这对心脏也是一种锻炼。

第三章　糖尿病的诊疗与预防

第一节　中国糖尿病流行病学

非传染性疾病（NCD）主要包括糖尿病、肿瘤、心血管疾病，是当前世界上最主要的死亡原因。每年全球所发生的死亡案例中，有63%是由NCD所导致的。全球每年有3 600万人死于NCD，其中有1 400万人死于70岁前，而这些早死人中多数是可以预防的。80%与NCD相关的死亡发生在像我国这样的发展中国家。2012年5月举行的世界卫生大会形成了一项重要决议，各国政府确立了到2025年将慢性疾病造成的过早死亡人数减少25%的新目标。这一目标的确立将促使各国政府制定国家的NCD防治策略，并采取具体可行的实际行动落实此策略。2012年11月9日，世界卫生组织（WHO）的成员国确定了包括糖尿病、高血压、肥胖、缺乏体力活动等在内的9个自愿性全球NCD控制目标和25项与NCD防治相关的具体指标。WHO这项决议的里程碑意义在于将国际社会对NCD的严重关注和政治承诺从言论变成了可被测量的具体行动。在这个决议之后，联合国的各个成员国有义务将其对本国公众和国际社会的承诺落实为具体的实际行动，并将这些行动所产生的效果报告给国际社会以接受检验。对NCD控制的表现将作为一项新的用于衡量各个国家社会发展水平的硬指标。

糖尿病是当前威胁全球人类健康的最重要的NCD之一，根据国际糖尿病联盟（IDF）统计，2011年，全球糖尿病患者人数已达3.7亿，其中80%在发展中国家，估计到2030年，全球将有近5.5亿糖尿病患者。2011年全球共有460万人死于糖尿病，当年糖尿病的全球医疗花费达4 650亿美元。其中，糖尿病在我国和其他发展中国家中的快速增长，已给这些国家的社会和经济发展带来了沉重负担。

国际糖尿病联盟指出：我国20～79岁的人群中，糖尿病患者超过9 240万，约占全球糖尿病患者总数的1/4。我国先后开展了6次糖尿病流行病学调查：1980年开展的30万人口的糖尿病调查，发现其患病率仅为0.67%；1994年涉及19个省市约21万人口的第2次糖尿病普查，发现患病率上升至2.28%；1996年对11个省市人口的糖尿病抽样调查显示患病率为3.62%；2002年的调查发现，我国城市糖尿病患病率约4.5%，农村为1.8%，大城市患病率升高幅度较中小城市、农村地区显著；2010年全国31个省市18岁以上9万余人口的糖尿病调查显示，糖尿病患病率已高达9.65%。随后，宁光教授团队在我国18岁以上的人群中调查结果显示，糖尿病和糖尿病前期的患病率分别达到11.6%和50.1%。不论是其他大规模调查，还是宁光教授的资料，均显示我国糖尿病患病率逐年增加，尤其是近几年患病率骤升，发展趋势不容乐观。生活水平提高、营养物质摄入增加、工作节奏加快、不健康生活习惯增加、对该病重视程度增加、早期筛查率提高等是患病率增加的部分原因。总之，目前我国糖尿病患者总数高居世界第一的事实已经不容争辩，并且世界卫生组织预测至2025年，全球糖尿病患者更是将突破3亿大关，这将为整个社会带来非常沉重的负担。

第二节　糖尿病的临床表现

本病在临床上为慢性进行性疾患，可分为无症状期和症状期两个阶段。1型起病较急，2型一般起病缓慢。

一、无症状期

多为中年以上2型糖尿病患者，食欲好、体胖，精神体力如常人。常在查体或诊疗其他疾病时发现尿糖阳性，空腹血糖正常或高于正常，餐后两小时血糖高于正常，糖耐量试验显示糖耐量减低。

二、症状期

糖尿病典型症状是"三多一少"，即多尿、多饮、多食、体重减轻。

（一）多食

由于大量尿糖丢失，如每日失糖500g以上，机体处于半饥饿状态，能量缺乏需要补充引起食欲亢进，食量增加。同时又因高血糖刺激胰岛素分泌，因而患者易产生饥饿感，食欲亢进，老有吃不饱的感觉，甚至每天吃五六次饭，主食达1～1.5kg，副食也比正常人明显增多，还不能满足食欲。

（二）多饮

由于多尿，水分丢失过多，发生细胞内脱水，刺激口渴中枢，出现烦渴多饮，饮水量和饮水次数都增多，以此补充水分。排尿越多，饮水也越多，形成正比关系。

（三）多尿

尿量增多，每昼夜尿量达3 000～5 000mL，最高可达10 000mL以上。排尿次数也增多，一两个小时就可能小便1次，有的患者甚至每昼夜可达30余次。糖尿病患者血糖浓度增高，体内不能被充分利用，特别是肾小球滤出而不能完全被肾小管重吸收，以致形成渗透性利尿，出现多尿。血糖越高，排出的尿糖越多，尿量也越多。

（四）消瘦

由于胰岛素不足，机体不能充分利用葡萄糖，使脂肪和蛋白质加速分解来补充能量和热量。其结果使体内碳水化合物、脂肪及蛋白质被大量消耗，再加上水分的丢失，患者体重减轻、形体消瘦，严重者体重可下降数十斤，以致疲乏无力、精神不振。病程时间越长，血糖越高；病情越重，消瘦也就越明显。

（五）其他

皮肤瘙痒，尤其多见女性外阴，由于尿糖刺激局部而引起，或可并发真菌感染，此时瘙痒更严重。另外，四肢麻木、腰痛腹泻、月经失调、性功能障碍也常见。

第三节 糖尿病的诊断与分型

一、糖尿病的诊断

（一）糖尿病的诊断标准

糖尿病的临床诊断应依据静脉血浆血糖而不是毛细血管血的血糖检测结果。若无特殊提示，本书所提到的血糖值均为静脉血浆葡萄糖水平值。

血糖的正常值和糖代谢异常的诊断切点主要依据血糖值与糖尿病特有的慢性并发症和糖尿病发生风险的关系来确定。目前常用的诊断标准和分类有WHO（1999年）标准（表3-1）和ADA（2003年）标准。本书采用糖代谢状态分类标准（表3-2）、WHO（1999年）糖尿病诊断和糖尿病的分型体系。空腹血浆葡萄糖或75g OGIT后2小时血糖值，可单独用于流行病学调查或人群筛查。但中国资料显示仅查空腹血糖，糖尿病的漏诊率较高，理想的调查是同时检查空腹血糖及OGTT后2小时血糖值，OGTT其他时间点的血糖不作为诊断标准。建议已达到糖调节受损的人群应行OGTT检查，以降低糖尿病的漏诊率。

表3-1　糖代谢状态分类标准（WHO1999年）

糖代谢分类	静脉血浆葡萄糖水平（mmol/L）	
	空腹血糖	糖负荷后2小时血糖水平
正常血糖	<6.1	<7.8
空腹血糖受损（IFG）	6.1～7.0	<7.8
糖耐量减低（IGT）	<7.0	7.8～11.1
糖尿病	≥7.0	≥11.1

注：IFG和IGT统称为糖调节受损，也称糖尿病前期。

表3-2　糖尿病的诊断标准

诊断标准	静脉血浆葡萄糖水平（mmol/L）
（1）典型糖尿病症状（多饮、多尿、多食、体重下降）加上随机血糖检测或加上（2）	≥11.1
（2）空腹血糖检测或加上（3）	≥7.0
（3）葡萄糖负荷后2小时血糖检测无糖尿病症状者，需改日重复检查	≥11.1

注：空腹状态指至少8小时没有进食热量；随机血糖指不考虑上次用餐时间，一天中任意时间的血糖，不能用来诊断空腹血糖受损或糖耐量异常。

美国糖尿病学会于2003年对糖尿病的诊断标准进行了新的修订，制定了美国糖尿病学会ADA（2003年）新诊断标准，其要点如下：

（1）建议使用空腹血糖诊断糖尿病。区分糖尿病和非糖尿病的标准从空腹血浆葡萄糖（FPG）≥7.8mmol/L降到7.0mmol/L。

（2）正常空腹血糖定义为<6.1mmol/L，空腹血糖过高（IFG）的诊断标准下调至5.5mmol/L。

（3）对新诊断的糖尿病患者，建议在初始测试后做一个确认测试。

（4）糖耐量降低的标准为FPG<7.0mmol/L，但75g OGIT（2小时）为7.8～11.0mmol/L。这个新提出的糖耐量降低的定义会增加患有糖耐量降低者的人数，因此增加从包括体重减少、运动等在内的高强度生活方式改变而受益的人数。

（5）建议将HbA1c作为诊断糖尿病的额外标准。原因是缺少国际化的参照标准，以及身体其他状况的混淆（如妊娠、尿毒症、血红蛋白病、输血和溶血性贫血等）。HbA1c依然被建议用作观察治疗效果的一个指标。

（6）FPG和2小时PG都可以用来诊断，但是FPG具有易于使用的优点（无需等待，耐受性强），结果可重复性强，可靠性高，费用低。目前还没有足够的证据表明哪种测试更优。测试结果为非正常FPG后，建议采用2小时PG。

（7）目前还不清楚，治疗无症状的2小时PG增高或改变空腹系统标准和糖耐量降低的标准是否会减少心脏病的病死率。

美国糖尿病学会制定的新标准中最突出的特点是将空腹血糖过高（IFG）标准从6.1mmol/L降到5.5mmol/L，这项新的标准将使糖尿病前期的诊断人数增加约

20%，因为越来越多的证据显示，当空腹血糖达到5.5mmol/L时糖尿病危险性显著增加。此举的目的在于引起临床医生的重视，将更有助于医生鉴别高危患者，并实施及时的干预。美国糖尿病学会建议年龄在45岁以上的人，特别是那些体重超重的人，都应该做糖尿病或糖尿病前期的筛查，如果正常，每3年做1次，那些由于肥胖、家族史、妊娠糖尿病或其他已知的糖尿病危险因素而有糖尿病患病高危险的人，应该每1～2年筛查1次。

经过2003年的修订，ADA对正常空腹血糖水平的要求更加严格，空腹血糖用于诊断的敏感性得到加强。采纳修订后的IFG诊断标准，可以多诊断1/5～1/4处于糖尿病前期的人群。早期诊断、及时干预处于糖尿病前期阶段的人群，本身就是防治糖尿病的重要一环。ADA先后于1997年和2003年分别下调糖尿病和空腹血糖过高的诊断标准本身，就反映了ADA希望通过提高空腹血糖诊断的敏感性，降低漏诊机会。OGTT是临床诊断高血糖的最敏感手段，在日常面对具体患者时，采用OGTT可避免漏诊。在进行群体研究或体检时，对空腹血糖≥5.5mmol/L的人群，采用OGTT可确诊是否合并负荷后血糖异常（糖耐量降低或糖尿病），这也正是WHO诊断标准所要求的。

（二）关于用HbA1c诊断糖尿病的问题

部分国家将HbA1c作为筛查糖尿病高危人群和诊断糖尿病的一种方法。HbA1c较OGTT试验简便易行，结果稳定，变异性小，且不受进食时间及短期生活方式改变的影响，患者依从性好。2010年ADA指南将HbA1c≥6.5%作为糖尿病诊断标准之一。2011年WHO也建议在条件具备的国家和地区采用这一切点（HbA1c≥6.5%）诊断糖尿病。但鉴于HbA1c检测在我国尚不普遍，检测方法的标准化程度不够，测定HbA1c的仪器和质量控制尚不能符合目前糖尿病诊断标准的要求，故不推荐在我国采用HbA1c诊断糖尿病，但对于采用标准化检测方法，并有严格质量控制，正常参考值在4.0%～6.0%的医院，HbA1c≥6.5%可作为诊断糖尿病的参考。此外，急性感染、创伤或其他应激情况下可出现暂时性血糖增高，若没有明确的糖尿病病史，就临床诊断而言不能以此时的血糖值诊断糖尿病，须在应激消除后复查，再确定糖代谢状态。

二、糖尿病的分型

（一）糖尿病分型

本文采用WHO（1999年）的糖尿病病因学分型体系。主要根据病因学证据将糖尿病分四大类，即1型糖尿病、2型糖尿病、妊娠糖尿病和其他特殊类型糖尿病（表3-3）。

表3-3　国际上通用WHO糖尿病专家委员会提出的病因学分型标准（1999）

一、1型糖尿病
1.免疫介导性
2.特发性
二、2型糖尿病
三、其他特殊类型糖尿病
1.胰岛B细胞功能遗传性缺陷
第12号染色体，肝细胞核因子-1α（HNF-1α）基因突变（MODY3）
第7号染色体，葡萄糖激酶（GCK）基因突变（MODY2）
第20号染色体，肝细胞核因子-4α（HNF-4α）基因突变（MODY1）
线粒体DNA、其他
2.胰岛素作用遗传性缺陷
A型胰岛素抵抗
矮妖精貌综合征
Rabson-Mendenhall综合征
脂肪萎缩性糖尿病
其他
3.胰腺外分泌疾病：胰腺炎、创伤/胰腺切除术后、胰腺肿瘤、胰腺囊性纤维化、血色病、纤维钙化性胰腺病及其他
4.内分泌疾病：肢端肥大症、库欣综合征、胰高糖素瘤、嗜铬细胞瘤、甲状腺功能亢进症、生长抑素瘤、醛固酮瘤及其他

5.药物或化学品所致的糖尿病：Vacor（N-3吡啶甲基N-P硝基苯尿素）、喷他脒、烟酸、糖皮质激素、甲状腺激素、二氧嗪、β-肾上腺素能激动剂、噻嗪类利尿剂、苯妥英钠、α-干扰素及其他
6.感染：先天性风疹、巨细胞病毒感染及其他
7.不常见的免疫介导性糖尿病：僵人（stiff-man）综合征、胰岛素自身免疫综合征、胰岛素受体抗体及其他
8.与糖尿病相关的遗传综合征：Down综合征、Klinefelter综合征、Turner综合征、Wolfram综合征、Fried-reich共济失调、Huntington舞蹈病、Laurence-Moon-Beidel综合征、强直性肌营养不良、卟啉病、Prader-Willi综合征及其他
四、妊娠糖尿病

1型糖尿病、2型糖尿病和妊娠糖尿病是临床常见类型。1型糖尿病病因和发病机制尚不清楚，其显著的病理生理学和病理学特征是胰岛β细胞数量显著减少和消失所导致的胰岛素分泌显著下降或缺失。2型糖尿病的病因和发病机制目前亦不明确，其显著的病理生理学特征为胰岛素调控葡萄糖代谢能力的下降（胰岛素抵抗）伴随胰岛β细胞功能缺陷所导致的胰岛素分泌减少（或相对减少），妊娠糖尿病是在妊娠期间被诊断的糖尿病或糖调节异常，不包括已经被诊断的糖尿病患者妊娠时的高血糖状态。特殊类型糖尿病是病因学相对明确的高血糖状态。随着对糖尿病发病机制研究的深入，特殊类型糖尿病的种类会逐渐增加。临床上应注意寻找糖尿病的可能病因。

（二）如何区别1型和2型糖尿病

血糖水平不能区分是1型还是2型糖尿病。即使是被视为1型糖尿病典型特征的糖尿病酮症酸中毒，有时在2型糖尿病中也会出现。在患者起病初期进行分类有时的确很困难。目前诊断1型糖尿病主要根据临床特征。

1.1型糖尿病具有以下特点

（1）发病年龄通常小于30岁。

（2）起病迅速。

（3）中度至重度的临床症状。

（4）明显体重减轻。

（5）体形消瘦。

（6）常有酮尿或酮症酸中毒。

（7）空腹或餐后的血清C肽浓度明显降低或缺如。

（8）出现自身免疫标记，如谷氨酸脱羧酶抗体（GADA）、胰岛细胞抗体（ICA）、人胰岛细胞抗原2抗体（IA-2A）等。

年轻糖尿病患者的分类尤为困难，因为1型、2型糖尿病在青年人群中发病率相近。尽管在欧洲2型糖尿病的发病年龄常在50岁以上，然而在太平洋岛屿的居民和其他一些高发种群，如南亚和东南亚人，20～30岁年龄组发病的人数逐渐增加，而且目前同样的情形也出现于青少年前期儿童。

如果不确定分类诊断，可先做一个临时性分类，用于指导治疗。然后依据对治疗的初始反应以及追踪观察其临床表现，再重新评估、分型。

血清C肽和GADA及其他与1型糖尿病相关的自身免疫标记物的检测有助于鉴别诊断，但不作为建立诊断的必要证据。

2.儿童和青少年2型糖尿病

尽管儿童多见1型糖尿病，但儿童和青少年2型糖尿病的发病率正在不断增加，已成为社会关注的问题。国内目前尚无儿童和青少年2型糖尿病的全国性流行病学统计资料。大多数2型糖尿病患者肥胖，起病隐匿，有明确的2型糖尿病家族史。极少数为急性起病，表现为多饮、多尿、酮症，而需要暂时性胰岛素治疗，在临床上应和1型糖尿病鉴别（表3-4）。

表3-4 青少年1型和2型糖尿病的鉴别要点

鉴别点	1型糖尿病	2型糖尿病
起病	急性起病，症状明显	缓慢起病，病状不明显
临床特点	体重下降	肥胖
	多尿	明确的2型糖尿病家族史
	烦渴，多饮	有高发病率种群
		黑棘皮病
		多囊卵巢综合征
酮症	常见	通常没有
C肽	低/缺乏	正常/升高
抗体		

鉴别点	1型糖尿病	2型糖尿病
ICA	阳性	阴性
GADA	阳性	阴性
IA-2A	阳性	阴性
治疗	胰岛素	生活方式、口服降糖药或胰岛素
相关的自身免疫性疾病	并存概率高	并存概率低

注：ICA为胰岛细胞抗体；GADA为谷氨酸脱羧酶抗体；IA-2A为人胰岛细胞抗原2抗体。

第四节　糖尿病的药物治疗

一、口服降糖药物治疗

2型糖尿病是一种进展性的疾病。在2型糖尿病的自然病程中，胰岛β细胞功能随着病程的延长而逐渐下降，胰岛素抵抗的程度变化不大。因此，随着2型糖尿病病程的进展，对外源性的血糖控制手段的依赖性逐渐增大。临床上常需要口服药物及口服降糖药和注射降糖药（胰岛素、GLP-1受体激动剂）的联合治疗。

糖尿病的药物治疗多基于纠正导致人类血糖升高的两个主要病理生理改变——胰岛素抵抗和胰岛素分泌受损。根据作用效果的不同，口服降糖药可分为以促进胰岛素分泌为主要作用的药物（磺脲类、格列奈类、DPP-4抑制剂）和通过其他机制降低血糖的药物（双胍类、TZDs、α-糖苷酶抑制剂）。磺脲类药物和格列奈类药物直接刺激胰岛β细胞分泌胰岛素；DPP-4抑制剂通过减少体内GLP-1的分解而增加GLP-1浓度，并进而促进胰岛B细胞分泌胰岛素；双胍类药物的主要药理作用是减少肝脏葡萄糖的输出；TZDs的主要药理作用为改善胰岛素抵抗；α-糖苷酶抑制剂的主要药理作用为延缓碳水化合物在肠道内的消化吸收。糖尿病的医学营养治疗和运动治疗是控制2型糖尿病高血糖的基本措施。

在饮食和运动不能使血糖控制达标时，应及时采用包括口服药治疗在内的药物治疗。

（一）二甲双胍

目前临床上使用的双胍类药物主要是盐酸二甲双胍。双胍类药物的主要药理作用是通过减少肝脏葡萄糖的输出和改善外周胰岛素抵抗而降低血糖。许多国家和国际组织制定的糖尿病诊治指南中推荐二甲双胍作为2型糖尿病患者控制高血糖的一线用药和药物联合中的基本用药。对临床试验的系统评价显示，二甲双胍可以使HbA1c下降1.0%～1.5%，并可减轻体重。二甲双胍的疗效与体重无关。UKPDS研究结果证明，二甲双胍还可减少肥胖的2型糖尿病患者心血管事件和死亡风险。在我国伴有冠心病的2型糖尿病患者中开展的针对二甲双胍与磺脲类药物对再发心血管事件影响的临床随机分组对照试验结果显示，二甲双胍的治疗与主要心血管事件的显著下降相关。单独使用二甲双胍不导致低血糖，但二甲双胍与胰岛素或胰岛素促泌剂联合使用时，可增加低血糖发生的风险。二甲双胍的主要副作用为胃肠道反应，从小剂量开始并逐渐加量是减少其不良反应的有效方法。二甲双胍的疗效不受体重的影响，双胍类药物与乳酸性酸中毒发生风险间的关系尚不确定。双胍类药物禁用于肾功能不全（血肌酐水平男性＞132.6μmol/L，女性＞123.8μmol/L或GFR＜45mL/分钟）、肝功能不全、严重感染、缺氧或接受大手术的患者。在造影检查使用碘化造影剂时，应暂时停用二甲双胍。

（二）磺脲类药物（SU）

磺脲类药物属于胰岛素促泌剂，主要药理作用是通过刺激胰岛B细胞分泌胰岛素，增加体内的胰岛素水平而降低血糖。临床试验显示，磺脲类药物可使HbA1c降低1.0%～1.5%，是目前许多国家和国际组织制定的糖尿病诊治指南中推荐的控制2型糖尿病患者高血糖的主要用药。前瞻性、随机分组的临床研究结果显示，磺脲类药物的使用与糖尿病微血管病变和大血管病变发生的风险下降相关。目前在我国上市的磺脲类药物主要为格列本脲、格列美脲、格列齐特、格列吡嗪和格列喹酮。磺脲类药物如果使用不当可导致低血糖，特别是老年患者和肝、肾功能不全者；还可导致体重增加。有肾功能轻度不全的患者，宜选择格列喹酮。患者依从性差时，建议每天只需服用1次磺脲类药物。消渴丸是含有格列本脲和多种中药成分的固定剂量复方制剂。消渴丸的降糖效果与格列本脲相当。与格列本脲相比，消渴丸致低血糖发生的风险低，改善糖尿病相关中医症候的效果更显著。

（三）噻唑烷二酮类（TZDs）

噻唑烷二酮类（TZDs）主要通过增加靶细胞对胰岛素作用的敏感性而降低血糖。目前在我国上市的TZDs主要有罗格列酮和吡格列酮。临床试验显示，TZDs可使HbA1c下降1.0%～1.5%。TZDs单独使用时不导致低血糖，但与胰岛素或胰岛素促泌剂联合使用时，可增加低血糖发生的风险。体重增加和水肿是TZDs的常见副作用，这些副作用在与胰岛素联合使用时表现更加明显。TZDs的使用与骨折和心力衰竭风险增加相关。有心力衰竭[纽约心脏学会（NYHA）心功能分级Ⅰ级以上]、活动性肝病或转氨酶升高超过正常上限2.5倍及严重骨质疏松和有骨折病史的患者应禁用本类药物。

（四）格列奈类药物

为非磺脲类胰岛素促泌剂，我国上市的有瑞格列奈、那格列奈和米格列奈。本类药物主要通过刺激胰岛素的早时相分泌而降低餐后血糖，可将HbA1c降低0.5%～1.5%。此类药物需在餐前即刻服用，可单独使用或与其他降糖药联合应用（磺脲类除外）。对在我国2型糖尿病患者群中开展的临床研究的系统评价显示，在降低HbA1c方面，瑞格列奈优于安慰剂及磺脲类药物，与α-糖苷酶抑制剂、那格列奈、二甲双胍、TZDs相当。对在包括中国人在内的亚洲2型糖尿病患者群中开展的临床研究的系统评价显示，在降低HbA1c方面，那格列奈的效果优于α-糖苷酶抑制剂，与磺脲类药物相当，与瑞格列奈和米格列奈相当。在我国新诊断的2型糖尿病患者群中，瑞格列奈与二甲双胍联合治疗较单用瑞格列奈可更显著地降低HbA1c，但低血糖的风险显著增加。格列奈类药物的常见副作用是低血糖和体重增加，但低血糖的风险和程度较磺脲类药物轻。格列奈类药物可以在肾功能不全的患者中使用。

（五）α-糖苷酶抑制剂

α-糖苷酶抑制剂通过抑制碳水化合物在小肠上部的吸收而降低餐后血糖。适用于以碳水化合物为主要食物成分和餐后血糖升高的患者。国内上市的α-糖苷酶抑制剂有阿卡波糖、伏格列波糖和米格列醇。在包括中国人在内的2型糖尿病患者群中开展的临床研究的系统评价显示，α-糖苷酶抑制剂可以使HbA1c降低0.50%，并能使体重下降。在中国人2型糖尿病患者群开展的临床研究结果显示，每天服用300mg阿卡波糖的降糖疗效与每天服用1 500mg二甲双胍的疗效相当。α-糖苷酶抑制剂可与双胍类、磺脲类、TZDs或胰岛素合用。α-糖苷酶抑制剂的常见不良反应为胃肠道反应，如腹胀、排气等。从小剂量开始逐渐加量是减少不良反应的有效方法。单独服用本类药物通常不会发生低血糖，并可减少餐前反应性低血糖的风险；在老年患者中使用无须调整服药的剂量和次数，亦不增加低血糖发生，且耐受性良好。合用α-糖苷酶抑制剂的患者如果出现低血糖，治疗时需使用葡萄糖或蜂蜜，而食用蔗糖或淀粉类食物纠正低血糖的效果差。

（六）DPP-4抑制剂

DPP-4抑制剂通过抑制DPP-4而减少GLP-1在体内的失活，使内源性GLP-1的水平升高。GLP-1以葡萄糖浓度依赖的方式增强胰岛素分泌，抑制胰高血糖素分泌。目前在国内上市的DPP-4抑制剂有西格列汀、沙格列汀、维格列汀、利格列汀和阿格列汀。我国2型糖尿病患者的临床试验显示，西格列汀可降低HbA1c 0.70%~0.90%，沙格列汀可降低HbA1c 0.40%~0.50%，维格列汀可降低HbA1c 0.50%，在对比研究中维格列汀与阿卡波糖降低HbA1c的作用相似，利格列汀可降低HbA1c 0.68%，阿格列汀可降低HbA1c 0.57%~0.68%。需要特别注意的是，DPP-4抑制剂降低HbA1c的程度与基线HbA1c水平有一定的关系，即基线HbA1c水平高的降得多一些。单独使用DPP-4抑制剂不增加低血糖发生的风险。DPP-4抑制剂对体重的作用为中性或增加。沙格列汀、阿格列汀不增加心血管病变、胰腺炎及胰腺癌发生的风险。在有肾功能不全的患者中使用西格列汀、沙格列汀、阿格列汀和维格列汀时，应注意按照药物说明书来减少药物剂量。在有肝、肾功能不全的患者中使用利格列汀时不需要调整剂量。

（七）GLP-1受体激动剂

GLP-1受体激动剂通过激动GLP-1受体而发挥降低血糖的作用。GLP-1受体激动剂以葡萄糖浓度依赖的方式增强胰岛素分泌、抑制胰高血糖素分泌，并能延缓胃排空，通过中枢性的食欲抑制来减少进食量。目前国内上市的GLP-1受体

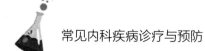

激动剂为艾塞那肽和利拉鲁肽，均需皮下注射。GLP-1受体激动剂可有效降低血糖，并有显著降低体重和改善三酰甘油、血压和体重的作用。单独使用GLP-1受体激动剂不明显增加低血糖发生的风险。包括我国2型糖尿病患者在内的临床试验显示利拉鲁肽降低HbA1c的作用与格列美脲相似，体重下降1.8～2.4kg，收缩压下降约3mmHg（1mmHg＝0.133kPa）；艾塞那肽可以使HbA1c降低0.8%，体重下降1.6～3.6kg。GLP-1受体激动剂可以单独使用或与其他口服降糖药联合使用。多项临床研究结果显示，GLP-1受体激动剂在一种口服降糖药（二甲双胍、磺脲类）治疗失效后加用时疗效优于活性对照药物。GLP-1受体激动剂的常见副作用为胃肠道症状（如恶心、呕吐等），主要见于初始治疗时，副作用可随治疗时间延长逐渐减轻。我国常用口服降糖药物见表3-5。

表3-5　我国常用口服降糖药物的名称及其特点

分类	通用名	每片剂量（mg）	每天常用剂量范围（mg/d）	分服次数	低血糖	体重改变	其他安全性问题
双胍类	二甲双胍	250,500,850	500～2 000	2～3	无	中性	胃肠道反应，乳酸酸中毒
	二甲双胍缓释片	500	500～2 000	1～2	无	中性	胃肠道反应，乳酸酸中毒
	格列本脲	2.5	2.5～15.0	1～3	有	增加	—
	格列吡嗪	2.5,5.0	2.5～30.0	1～3	有	增加	
	格列吡嗪控释片	5	5～20	1	有	增加	—
	格列齐特	80	80～320	1～2	有	增加	
	格列齐特缓释片	30	30～120	1	有	增加	
	格列喹酮	30	30～180	1～3	有	增加	

续表

分类	通用名	每片剂量（mg）	每天常用剂量范围（mg/d）	分服次数	低血糖	体重改变	其他安全性问题
磺脲类	格列美脲	1.2	1～8	1	有	增加	—
	消渴丸（含格列本脲）	0.25（含格列本脲/粒）	5～30粒（含1.25～7.5mg格列本脲）	1～3	有	增加	—
格列奈类	瑞格列奈	0.5，1.0，2.0	1～16	2～3	有	增加	—
	那格列奈	120	120～360	2～3	少	增加	—
	米格列奈	10	30～60	2～3	有	增加	—
α-葡萄糖苷酶抑制剂	阿卡波糖	50	100～300	2～3	无	中性	胃肠道反应
	伏格列波糖	0.2	0.2～0.9	2～3	无	中性	胃肠道反应
	米格列醇	50	100～300	2～3	无	中性	胃肠道反应
DPP-4抑制剂	西格列汀	100	100	1	很少	中性	—
	沙格列汀	5	5	1	很少	中性	—
	维格列汀	50	100	1	很少	中性	—
	利格列汀	5	5	1	很少	中性	—
	阿格列汀	25	25	1	很少	中性	—
TZDa	罗格列酮	4	4～8	1～2	无	增加	—
	吡格列酮	15	15～45	1	无	增加	—

二、糖尿病的胰岛素治疗

（一）概述

胰岛素治疗是控制高血糖的重要手段。1型糖尿病患者需依赖胰岛素维持生命，也必须使用胰岛素控制高血糖并降低糖尿病并发症的发生风险。2型糖尿病患者虽不需要胰岛素来维持生命，但当口服降糖药效果不佳或存在口服药使用禁忌时，仍需使用胰岛素，以控制高血糖并减少糖尿病并发症的发生危险。在某些时候，尤其是病程较长时，胰岛素治疗可能是最主要的甚至是必需的控制血糖措施。

医务人员和患者必须认识到，与口服药相比，胰岛素治疗涉及更多环节，如药物选择、治疗方案、注射装置、注射技术、SMBG、根据血糖监测结果所采取的行动等。与口服药治疗相比，胰岛素治疗需要医务人员与患者间更多的合作，并且需要患者掌握更多的自我管理技能。开始胰岛素治疗后，应继续指导患者坚持饮食控制和运动，并加强对患者的教育和指导，鼓励和指导患者进行SMBG并掌握根据血糖监测结果来适当调节胰岛素剂量的技能，以控制高血糖并预防低血糖的发生。开始胰岛素治疗的患者均应通过接受有针对性的教育来掌握胰岛素治疗相关的自我管理技能，了解低血糖发生的危险因素、症状及掌握自救措施。

根据来源和化学结构的不同，胰岛素可分为动物胰岛素、人胰岛素和胰岛素类似物。根据作用特点的差异，胰岛素又可分为超短效胰岛素类似物、常规（短效）胰岛素、中效胰岛素、长效胰岛素（包括长效胰岛素类似物）和预混胰岛素（包括预混胰岛素类似物）。胰岛素类似物与人胰岛素相比控制血糖的能力相似，但在模拟生理性胰岛素分泌和减少低血糖发生风险方面，胰岛素类似物优于人胰岛素。常用胰岛素制剂见表3-6。

表3-6　常用胰岛素制剂及其作用特点

种类	胰岛素类型	通用名	商品名	起效时间	峰值时间	作用时间
超短效	胰岛素类似物	门冬胰岛素	诺和锐	10～15分钟	1～3小时	3～5小时
		赖脯胰岛素	优泌乐、速秀霖	10～15分钟	0.5～1小时	4～5小时
		谷赖胰岛素	艾倍得	10～15分钟	1～1.5小时	3～5小时
短效	动物源胰岛素	中性胰岛素	万苏林R	30～60分钟	2～4小时	5～7小时
	人胰岛素	生物合成人胰岛素	诺和灵R、优泌林R、优思灵R、重合林R、甘舒霖R	30～60分钟	2～4小时	5～8小时

种类	胰岛素类型	通用名	商品名	起效时间	峰值时间	作用时间
中效	动物源胰岛素	低精蛋白锌胰岛素	万苏林N	2～4小时	8～12小时	18～24小时
	人胰岛素	低精蛋白锌重组人胰岛素	诺和灵N、优泌林N、优思灵N、重合林N、甘舒霖N	2.5～3小时	5～7小时	13～16小时
长效	动物源胰岛素	精蛋白锌胰岛素		3～4小时	12～24小时	24～36小时
	胰岛素类似物	甘精胰岛素	来得时、长秀霖	2～4小时	无峰	20～24小时
		地特胰岛素	诺和平	3～8小时	无峰	5.7～23.2小时
预混	动物源胰岛素	精蛋白锌胰岛素注射液30R	万苏林30R、诺和灵30R、优泌林	0.5小时	2～8小时	24小时
	人胰岛素	人胰岛素预混30	70/30、重合林M30、甘舒霖30R、优思灵30R	0.5小时	2～12小时	14～24小时
		人胰岛素预混50	诺和灵50R、甘舒霖50R、优思灵50R	0.5小时	2～3小时	10～24小时
	胰岛素类似物	预混门冬胰岛素30	诺和锐30	10～20分钟	1～4小时	14～24小时
		预混门冬胰岛素50	诺和锐50	15分钟	30～70分钟	16～24小时
		预混赖脯胰岛素25	优泌乐25	15分钟	30～70分钟	16～24小时
		预混赖脯胰岛素50	优泌乐50	15分钟	30～70分钟	16～24小时

（二）胰岛素的起始治疗注意事项

（1）1型糖尿病患者在发病时就需要胰岛素治疗，且需终身胰岛素替代治疗。

（2）新发病的2型糖尿病患者如有明显的高血糖症状、酮症或酮症酸中毒，可首选胰岛素治疗，待血糖得到良好控制和症状得到显著缓解后，再根据病情确定后续的治疗方案。

（3）新诊断的糖尿病患者与1型糖尿病鉴别困难时，可首选胰岛素治疗，待血糖得到良好控制、症状得到显著缓解、确定分型后，再根据分型和具体病情制订后续的治疗方案。

（4）2型糖尿病患者在生活方式和口服降糖药联合治疗的基础上，若血糖仍未达到控制目标，即可开始口服降糖药和胰岛素的联合治疗。一般经过较大剂量多种口服药物联合治疗后仍HbA1c>7.0%时，即可考虑启动胰岛素治疗。

（5）在糖尿病病程中（包括新诊断的2型糖尿病），出现无明显诱因的体重显著下降时，应该尽早使用胰岛素治疗。

（6）根据患者具体情况，可选用基础胰岛素或预混胰岛素起始胰岛素治疗。

胰岛素的起始治疗中基础胰岛素的使用：①基础胰岛素包括中效人胰岛素和长效胰岛素类似物。当仅使用基础胰岛素治疗时，保留原有口服降糖药物，不必停用胰岛素促泌剂。②使用方法：继续口服降糖药治疗，联合中效人胰岛素或长效胰岛素类似物，睡前注射。起始剂量为0.2U/（kg·d）。根据患者空腹血糖水平调整胰岛素用量，通常每3~5天调整1次，根据血糖水平每次调整1~4U直至空腹血糖达标。③如3个月后空腹血糖控制理想但HbA1c不达标，应考虑调整胰岛素治疗方案。

起始治疗中预混胰岛素的使用：①预混胰岛素包括预混人胰岛素和预混胰岛素类似物。根据患者的血糖水平，可选择每日1~2次的注射方案。当使用每日2次注射方案时，应停用胰岛素促泌剂。②每日1次预混胰岛素：起始的胰岛素剂量一般为0.2U/（kg·d），晚餐前注射。根据患者空腹血糖水平调整胰岛素用量，通常每3~5天调整1次，根据血糖水平每次调整1~4U/（kg·d）直至空腹血糖达标。③每日2次预混胰岛素：起始的胰岛素剂量一般为0.2~0.4U/（kg·d），按1:1的比例分配到早餐前和晚餐前。根据空腹血糖和晚餐前血糖分别调整早餐前和晚餐前的胰岛素用量，每3~5天调整1次，根据血糖水平每次调整的剂量为1～4U，直到血糖达标。④1型糖尿病在蜜月期阶段，可短期使用预混胰岛素每日2～3次注射。预混胰岛素不宜用于1型糖尿病的长期血糖控制。

短期胰岛素强化治疗方案：对于HbA1c＞9.0％或空腹血糖＞11.1mmol/L的新诊断2型糖尿病患者，可实施短期胰岛素强化治疗，治疗时间在2周至3个月为宜，治疗目标为空腹血糖3.9～7.2mmol/L，非空腹血糖≤10.0mmol/L，可暂时不以HbA1c达标作为治疗目标。胰岛素强化治疗时，应同时对患者进行医学营养及运动治疗，并加强对糖尿病患者的教育。胰岛素强化治疗方案包括基础＋餐食胰岛素治疗方案[多次皮下注射胰岛素或持续皮下胰岛素输注（CSII）]或预混胰岛素每天注射2次或3次的方案。

具体方法如下：①多次皮下注射胰岛素：基础＋餐时胰岛素每日1～3次注射。血糖监测方案需每周至少3天，每天3～4时血糖监测。根据睡前和三餐前血糖水平分别调整睡前和三餐前的胰岛素用量，每3～5天调整1次，根据血糖水平每次调整的剂量为1～4U，直到血糖达标。②每日2～3次预混胰岛素（预混人胰岛素每日2次，预混胰岛素类似物每日2～3次）：血糖监测方案需每周至少3天，每天3～4时血糖监测。根据睡前和餐前血糖水平进行胰岛素剂量调整，每3～5天调整1次，根据血糖水平每次调整的剂量为1～4U，直到血糖达标。③CSII：血糖监测方案需每周至少3天，每天5～7时血糖监测。根据血糖水平调整剂量直至血糖达标。

对于短期胰岛素强化治疗未能诱导缓解的患者，是否继续使用胰岛素治疗或改用其他药物治疗，应由糖尿病专科医生根据患者的具体情况来确定。对治疗达标且临床缓解者，可定期（如3个月）随访监测；当血糖再次升高，即：空腹血糖＞7.0mmol/L或餐后2小时血糖＞10.0mmol/L的患者重新起始药物治疗。

（三）胰岛素的强化治疗方案

（1）多次皮下注射胰岛素。在胰岛素起始治疗的基础上，经过充分的剂量调整，如果患者的血糖水平仍未达标或出现反复的低血糖，需进一步优化治疗方案。可以采用餐时＋基础胰岛素或每日3次预混胰岛素类似物进行胰岛素强化治疗。

餐时＋基础胰岛素。根据睡前和三餐前血糖的水平分别调整睡前和三餐前胰岛素用量，每3～5天调整1次，根据血糖水平每次调整的剂量为1～4U，直至血糖达标。

开始使用餐时＋基础胰岛素方案时，可在基础胰岛素的基础上采用仅在一餐前（如主餐）加用餐时胰岛素的方案。之后根据血糖的控制情况决定是否在其他餐前加用餐时胰岛素。

每日3次预混胰岛素类似物。根据睡前和三餐前血糖水平进行胰岛素剂量调整，每3～5天调整1次，直到血糖达标。

（2）CSII。CSII是胰岛素强化治疗的一种形式，需要使用胰岛素泵来实施治疗。经CSII给入的胰岛素在体内的药代动力学特征更接近生理性胰岛素分泌模式。与多次皮下注射胰岛素的强化胰岛素治疗方法相比，CSII治疗与低血糖发生的风险减少相关。在胰岛素泵中只能使用短效胰岛素或速效胰岛素类似物。CSII的主要适用人群有：1型糖尿病患者、计划受孕和已孕的糖尿病妇女，或需要胰岛素治疗的妊娠糖尿病患者、需要胰岛素强化治疗的2型糖尿病患者。

（四）初诊糖尿病患者的高血糖的处理

对于血糖较高的初发2型糖尿病患者，口服药物很难在短期内使血糖得到满意的控制并改善高血糖症状。临床试验显示，在血糖水平较高的初发2型糖尿病患者中，采用短期胰岛素强化治疗可显著改善高血糖所导致的胰岛素抵抗和β细胞功能下降。故新诊断的2型糖尿病伴有明显高血糖或伴有明显高血糖症状时，可短期使用胰岛素治疗，在高血糖得到控制和症状缓解后，可根据病情调整治疗方案，如改用口服药物或医学营养和运动治疗。应注意加强血糖的监测，及时调整胰岛素剂量，并注意尽量避免低血糖的发生。

（五）胰岛素注射装置和注射技术

患者可根据个人需要和经济状况选择胰岛素注射装置[胰岛素注射笔（胰岛素笔或特充装置）、胰岛素注射器或胰岛素泵]。

胰岛素注射装置的合理选择和正确的胰岛素注射技术是保证胰岛素治疗效果的重要环节。接受胰岛素治疗的患者应接受与胰岛素注射相关的教育，以掌握正确的胰岛素注射技术。

胰岛素注射技术相关的教育内容包括胰岛素治疗方案、注射装置的选择及管理、注射部位的选择、护理及自我检查、正确的注射技术（包括注射部位的轮换、注射角度及捏皮的合理运用）、注射相关并发症及其预防、选择长度合适的针头、针头使用后的安全处置。

第五节　糖尿病的预防

一、糖尿病的三级预防

（一）一级预防

糖尿病的一级预防是指对易患糖尿病的人群和已有糖尿病潜在表现的人群采取非药物或药物防治措施，通过改变和减少不利的环境和行为因素，以使这类人群不患糖尿病。一级预防的对象包括糖尿病易发人群与糖尿病潜在人群，主要对象是有2型糖尿病家族史的非糖尿病者、肥胖及体力活动较少者、饮酒过多者、高血压病患者，以及年龄在40岁以上的人群。

糖尿病为一种非传染性疾病，虽然存在一定的遗传因素，但起关键作用的是后天的生活方式及环境因素。一级预防采取的措施主要是行为干预和药物干预。

1.行为干预

（1）树立正确的饮食观和采取合理的生活方式，可以最大限度地减少糖尿病的发生率。过度摄入热量、营养过剩、肥胖、缺少运动等都是发病的重要原因，而这些原因是和人们的饮食观、生活方式息息相关的。所以，糖尿病的高危人群、潜在人群最好多吃一些低热量、低盐、低脂、低糖、高纤维、维生素含量高的食物。

（2）对体重要进行定期监测，体重增加时应及时限制饮食，增加运动量，使其尽早回落至正常范围，不要等到体重明显增加时才采取措施。运动及体力活动可减少体内的脂肪含量，增加肌肉组织的含量，促进有氧代谢，改善胰岛素抵抗，防止胰岛功能衰竭。杜绝一切不良嗜好，还要戒烟限酒。特别是糖尿病高危人群——有糖尿病家族史，本身又肥胖多食、血糖偏高的人群，尤应注意预防。

2.药物干预

（1）药物干预的重点在药物的选择上。预防糖尿病的理想药物既可改善糖耐量，又不会造成低血糖；既能降低血浆胰岛素的水平，又不会增加胰岛的负担，还不会出现血脂紊乱及体重增加等副作用。

（2）常用的预防药物主要有二甲双胍与糖苷酶抑制剂。二甲双胍能抑制肝糖原合成、减少消化道对葡萄糖的吸收、促进外周组织对葡萄糖的摄取及利用，在降低血糖的同时，不但不会增加胰岛素的分泌，还会增强胰岛素的敏感性。二甲双胍可以直接改善糖尿病患者的胰岛素抵抗，有效地避免糖耐量异常（IGT）者血糖高的现象，这说明二甲双胍适合2型糖尿病的一级预防。但是需要注意的是，肾功能不全的人不能服用二甲双胍，否则会使病情加重，甚至会发生乳酸酸中毒。

α-糖苷酶抑制剂可减轻胰岛β细胞负担，保护胰岛分泌功能；同时，它也是一种胰岛素增敏剂，可改善周围靶组织对胰岛素的敏感性。长期服用α-糖苷酶抑制剂不会出现毒副作用，为药物预防糖尿病的较好选择。

一级预防是一种积极的预防措施，不仅可以在最大程度上降低糖尿病的发病率，减轻糖尿病对人类健康的危害，减少糖尿病给家庭和社会造成的负担，而且还可以从根本上延缓和避免糖尿病并发症的发生。

（二）二级预防

糖尿病的二级预防是指早期诊断出无症状的糖尿病及糖耐量减低者，对其进行早期干预、早期治疗，严格控制血糖，以使糖尿病的发病率降低并减少发生糖尿病并发症的危险。

通俗地说，糖耐量就是人体对葡萄糖的耐受能力。糖耐量能力减低就是说身体对糖的吸收及利用比正常人差。糖耐量减低的患者通常没有明显的不适感，但一定不可掉以轻心。

糖耐量减低是介于正常和糖尿病之间的中间状态，处于这种状态的人有极大的可能会发展成2型糖尿病患者。根据统计，几乎所有的2型糖尿病患者均会经过糖耐量减低这个阶段。糖耐量减低患者空腹时的血糖低于7.8mmol/L，口服75g葡萄糖之后2小时的血糖高于7.8mmol/L，但却达不到11.1mmol/L；口服75g葡萄糖之后0.5小时、1小时、1.5小时3个时间段中，至少有一个时间段的血糖高于11.1mmol/L。糖耐量减低的患者，若治疗得当，病情将不再发展，甚至还会恢复正常；若治疗不得当，就会发展成为糖尿病。对二级预防来说，对糖耐量减低的治疗是一个重点。

（1）定期检测。二级预防的一个重要措施就是要定期测血糖，以便能够及时发现身体的不适。对中老年人来说，血糖检测应列入中老年人的常规体检项目中。有些人测量血糖一次正常之后，便不再检测，这是无法显示身体的真实状况的，所以一定要做到定期检测。如果出现皮肤感觉异常、性功能减退、视力不佳、多尿、白内障等病症，就更要做到及时检测及治疗，争取早期治疗的宝贵时间。治疗时要综合调动饮食、运动及药物等手段，将血糖长期控制在正常及接近正常的水平上，切忌半途而废。此外，确诊的糖尿病患者，平时还要定期测量血脂、血压及心电图这些血糖的间接指示。

通过对血糖等指标的测量，若发现自己已有糖尿病的前期症状，或者已经是糖尿病患者，就要及时采取措施。不但要改变饮食上的不良习惯，减少热量、盐分以及脂肪等摄入，还要配合运动和体力活动。

（2）药物治疗。二级预防中，药物治疗也是必不可少的。目前，1型糖尿病二级预防应用的药物及治疗方法主要有烟酰胺、胰岛素、免疫抑制剂、单克隆抗体及光照射治疗等。

烟酰胺能增加胰岛素合成，使血糖降低，高浓度的烟酰胺可减少胰岛自身免疫产生的自由基对胰岛β细胞的破坏作用。临床上使用的免疫抑制剂主要有环孢菌素，其可增强体内细胞的免疫能力，减少因免疫紊乱对胰岛β细胞的破坏。糖尿病前期使用胰岛素可修复及保护胰岛β细胞，延缓病情发展，并有预防作用。单克隆抗体可使β细胞的破坏减少，有治疗早期1型糖尿病的潜在可能。光照射治疗是将患者的淋巴细胞，在体外通过甲氧补骨脂素发出的紫外光照射4～5小时后，再输入体内的过程，同氧自由基清除剂合用于糖尿病前期的防治，效果比较理想。

从理论上讲，一级预防所采取的任何措施都比二级预防更有效，但一级预防要实行相当长的时间才能见效，不是一蹴而就的。国内外一些最具科学性和权威性的临床试验显示，将血压、血脂和血糖控制在优良水平、体重维持在正常范围并努力避免诱发因素，如过分劳累、激动、各种感染等，对糖尿病的预防有十分重要的意义。甚至有人提出在糖耐量减退时就应该采取干预措施，这一思想的提出是糖尿病与其合并疾病防治方面的一个很大的进步。

（三）三级预防

糖尿病的三级预防就是在糖尿病发生之后，预防糖尿病各种急性并发症，以及预防和延缓慢性并发症的发生和发展，减少患者的伤残及病死率，尽可能地提高患者的生活质量。

由于糖尿病患者很容易并发其他慢性病，且易因并发症而危及生命，因此要对糖尿病慢性合并症加强监测，做到早期发现、早期治疗。早期预防是其要点，晚期则疗效不佳。早期诊断和早期治疗常可预防并发症的发生，使患者能长期过上接近正常人的生活。

1.并发症诱惑因素

（1）糖尿病急性并发症常见的诱发因素

①各种感染，如呼吸道、消化道、尿道及皮肤感染。

②胰岛素用量不当，如用量过多、不足或突然中断等。

③精神受到刺激。

④饮食失调。

（2）糖尿病慢性并发症常见的诱发因素

①糖尿病脑动脉硬化。

②糖尿病高脂血症。

③糖尿病足等大血管或微血管病变。

④感染。

⑤吸烟。

⑥肥胖。

⑦饮食控制不当。

⑧缺乏体育锻炼。

2.并发症预防措施

糖尿病患者应采取有效的措施来预防合并症的发生，常用的预防措施有：

（1）与医护人员配合，积极治疗糖尿病，使血糖长期控制在正常或接近正常的水平。治疗糖尿病的方法主要有饮食调养、运动调养、药物调养。具体调养治疗方案应根据病情而定，但是患者与医生密切配合十分重要。

（2）积极治疗高脂血症和高胆固醇血症。要长期坚持饮食调养，少吃动物脂肪，限制富含胆固醇的食物，如动物内脏、鱼子、蛋黄等。必要时需使用降胆固醇的药物。

（3）适当的运动对降低血糖、血脂，有效地控制体重，预防糖尿病并发症有较好的作用，因此需长期坚持锻炼。有严重心、肾等并发症者，其活动量应根据具体情况而定。

（4）调整体重：人们常说"裤带越长，寿命越短"，肥胖是长寿之敌，是多种疾病的温床，肥胖与动脉硬化的发生、发展有密切关系，肥胖型糖尿病对胰岛素不敏感。因此，有效地调整体重使之接近标准体重，对良好地控制血糖、预防糖尿病血管病变有着十分重要的意义。

（5）伴有高血压时，应加服降血压药，有效控制血压。

（6）不吸烟、不饮酒。

（7）建立正确、有规律的糖尿病饮食习惯。

（8）定期进行眼底、心电图、肾脏及神经系统检查，争取早期发现并发症，早期治疗。

二、糖尿病的日常预防措施

（一）合理安排作息时间

对于糖尿病患者来说，养成良好的作息习惯是非常重要的。生活作息规律，不仅能够稳定病情，预防并延缓并发症的出现，还有助于情绪的稳定，从而对病情的稳定也有很大的帮助。临床调查显示，许多糖尿病患者出现血糖较大波动或突发糖尿病危症等情况，都与熬夜、突击工作、过度疲劳或生物钟紊乱有密切的关系。因此，合理地安排生活、合理地安排作息时间对防治糖尿病是极其重要的。

（1）睡眠规律与人体代谢、神经系统功能、血糖都有密切的关系。所以，糖尿病患者应合理安排睡眠时间，患者每天应保持7~8小时的睡眠，应尽量确定每天起床与睡觉的时间，尤其是起床时间，有规律地起床有助于晚上有规律地入睡。糖尿病患者宜早睡觉，因为熬夜会破坏体内的生物钟，干扰正常的代谢活动，使肾上腺素及去甲肾上腺素分泌增多，血糖增高，引起机体的抵抗力降低等。另外，患者应当养成每日适当午睡的习惯，每天在午后睡30~60分钟，不仅能缓解疲劳，还有助于血糖水平的稳定。

（2）良好的作息习惯还要求糖尿病患者有规律地进食，这也是糖尿病饮食治疗对患者的要求。患者不仅要对每日3餐的食物定量，更应保证定时，这也关系着患者的药物治疗和运动治疗。需要注意的是，患者晚上不要食用有刺激性的食物，如巧克力、含咖啡因的苏打水和茶等，这些东西会延迟睡眠时间且影响睡眠质量。同时，患者还应改掉晚饭进食时间过晚或吃夜宵的习惯，这些习惯对糖尿病病情的稳定非常不利。

（3）糖尿病患者运动时间要有规律。糖尿病患者运动的目的不仅仅是简单地锻炼身体，而是一种治疗手段。患者要制订一份合理的运动计划，患者应选择低强度的运动项目，以饭后运动最佳。

（4）糖尿病患者制定好作息时间后应告知家人、朋友，以便配合和监督执行。

（二）科学睡眠

中医认为，睡眠是人体一种规律性的自我保护机制，对人体糖代谢等多种生理机制有着举足轻重的作用。所以，科学的睡眠对于糖尿病患者来说有着极为重要的意义。

（1）睡眠可以调解人体内脏功能。睡眠是一种相对平静的人体活动状态，在睡眠时机体对于血液的需要量减少，人体各个脏器的生理功能在夜间得到了较好的修复。血糖是人体各个脏腑器官正常工作的原动力，脏腑的功能状态与血糖浓度有着极为密切的关系，脏腑功能良好是血糖顺利分解、利用的保证。睡眠还可以帮助个体调整心理。不良的心理情绪及过度兴奋的心理状态是血糖增高的一个重要因素，当人们情绪波动时，机体会分泌大量抵抗胰岛素的激素，使得血糖升高。因此，保证心理平和、情绪稳定是控制血糖增高的重要方法。

（2）良好的睡眠是血糖的镇静剂，可以帮助糖尿病患者稳定血糖。因此，每一位患者都应做到科学的睡眠。情绪稳定是良好睡眠的首要前提，睡前情绪激动会造成神经系统兴奋，进而造成入睡困难。安静的环境是良好睡眠的保证，环境中的声音强度对睡眠质量也有着较大的影响。相对安静的环境有利于人们较快地入眠，也能够促进人们的睡眠深度；光线和温度是睡眠环境的重要组成部分，适宜的光线强度、温度也是人们获得良好睡眠的必要条件；适宜的卧具也能够很好地促进睡眠，床、被褥、枕头等卧具是人类进行睡眠的必备之物，床铺的大小、高低、软硬及被褥、枕头是否舒适，对个体的睡眠质量有着最为直接的影响；健康的身体也是良好睡眠的保证，一些疾病（包括糖尿病和糖耐量减低）会造成脏器损害，进而影响个体睡眠，甚至并发各种睡眠障碍；充足的睡眠是良好睡眠的必备条件，良好的睡眠不仅需要质的保证，也需要量的保证。另外，适宜的体育锻炼能够促进睡眠。有研究证明，下午6时人体体力和耐力达到最高峰，可以增加活动量。因此，很好地利用这一时间稍做运动，可以起到促进睡眠的作用。

（3）如果条件允许的话，每天应尽量保证1小时的午睡时间。有研究指出，午睡不仅可以帮助人们恢复体力，也能够在一定程度上保持血糖的相对稳定。

（4）糖尿病患者睡前应尽量避免吃东西、喝酒、吸烟、与人争辩这些不良的习惯。这些不良习惯会使大脑神经兴奋，不利于顺利入睡。还有一些患者使用安眠药等助眠措施，这很容易使个体产生睡眠依赖，使得患者脱离这些助眠措施后，出现不同程度的睡眠障碍。因此，应尽量避免使用安眠药等助眠措施。

（三）戒烟限酒

中医学典籍特别指出，"饮酒甘肥过度"是导致糖尿病发生的主要原因。现代科学研究证明，吸烟是造成高血压、动脉硬化的危险因素之一，尤其是烟和酒的结合，对心、肝、脑、肺等器官伤害极大，于健康非常不利。因此，糖尿病患者在治疗期间必须戒烟限酒。

（1）香烟含有的一氧化碳、尼古丁、烟碱等有害物质被吸入人体后，会对人体健康产生很大的危害。尤其是一氧化碳进入人体后会与血红蛋白结合，从而直接影响血液输送氧气的功能，进而导致血液流动阻力增大，脂类物质大量沉积于血管壁，并形成动脉硬化。因此，糖尿病患者大量吸烟会大大增加合并高脂血症、动脉粥样硬化的可能性。不仅如此，烟草中含有的烟碱会刺激肾上腺素分泌，当大口吸入香烟时，会使人精神兴奋、血管收缩，这对糖尿病患者是不利的。因为血管收缩和肾上腺素的分泌量增多都会使机体处于一种应激状态，使抑制胰岛素分泌的物质分泌量增多，血糖升高，这对糖尿病患者有直接的危害；而且糖尿病患者容易并发心血管疾病，而吸烟会使心跳加快、血压升高、血管痉挛、心肌供血减少。故糖尿病患者吸烟对心血管的危害犹如雪上加霜。另外，糖尿病患者还会发生多种并发症，如糖尿病神经病变、脉管炎、视网膜病变、白内障、糖尿病肾病等，使人体抵抗力下降，而吸烟也会给体内各脏器带来危害，损害人体的免疫功能，加重糖尿病引起的种种并发症。有研究证明，长期大量抽烟是糖尿病患者血糖难以控制的原因之一。因此，糖尿病患者必须戒烟，否则难以取得理想的治疗效果。

（2）少量饮酒对人体健康有一定的益处，但是长期、大量饮酒对糖尿病患者的治疗极为不利。酒中所含的酒精只能提供热能，每克酒精可产生热能7kcal，几乎不含任何营养成分，且酒精要在肝脏中氧化代谢。所以，长期饮酒对肝脏有严重的损害，会引起酒精性脂肪肝和肝硬化，而且长期饮酒会导致脂肪代谢紊乱，引起血清甘油三酯升高。少数服磺脲类降糖药物的糖尿病患者饮酒后，易出现心慌、气短、脸面颊红的现象；注射胰岛素的患者若空腹饮酒，易引起低血糖——由于患者只饮酒而不进食食物，酒精可抑制肝糖原的分解，使血中的葡萄糖含量减少，所以会出现低血糖症状。此外，长期大量饮酒还可引发糖尿病酮症酸中毒、性功能障碍、高血压、冠心病等并发症，对患者的病情稳定甚或生命安全都会造成威胁。患者可适量地饮用酒精含量低的啤酒、果酒、黄酒等，但饮用后应相应减少主食量，并注意这类低度酒也不要空腹时饮用或者过量饮用。

（四）控制体重

体重的增加会加重糖尿病的病情，导致患者的血糖水平不易降低。这是由于人体在体重的增长过程中，所需要的胰岛素量也会相应地增多，这不仅会加重胰岛 β 细胞的负担，而且严重时会导致胰岛 β 细胞功能衰竭，导致病情恶化。所以，控制体重对糖尿病患者来说是极为必要的。

每一位糖尿病患者都应准确了解自己的标准体重，患者可以通过下面的两个简易公式来计算体重是否符合标准：

40岁以上患者：身高（cm）－100＝标准体重

40岁以下患者：身高（cm）－105＝标准体重

患者一旦发现体重超标，则应立即采取恰当的减肥措施，以保证病情的稳定。

（1）控制日常饮食。控制每餐的进食时间和数量，做到定时、定量进食。不要吃高脂肪、高糖分、高热量的食物，控制好总热量的摄入量，摄入更少的热量必然可以阻止体重增加。患者可以多吃些水果、蔬菜和谷物，用水代替高热量饮料。另外，患者可以咨询专业营养师，制订一份合理的膳食计划。

（2）坚持运动。体育活动可使葡萄糖从血液转入细胞内，每天进行适度的体育锻炼，不仅能有效地减轻体重，达到减肥的目的，还有助于胰岛素敏感度的恢复，可增强机体利用胰岛素的能力。患者每天至少要进行30分钟的体育活动。比如，午餐后与同事走一走，看电视时练练哑铃或健身球，有空爬爬楼梯等。

（3）正确使用胰岛素。不要想靠控制胰岛素的注射量来避免体重增加，因为这样做的风险很高。胰岛素用量不足，会导致血糖升高，发生糖尿病并发症的风险升高。过量的胰岛素又会加重饥饿感，增加食欲，多吃则会增加体重。因此，合理掌握胰岛素用量是十分重要的。患者还需要注意的是，有些糖尿病治疗药物，包括二甲双胍、胰高血糖素样肽-1类似物和胰岛素类似物，可促进减轻体重，减少胰岛素用量。

（4）定期测量体重。查看体重是否超重，还应做好体重记录，以便医生为患者适时地调整治疗方案。

（五）严格遵守"七戒"

糖尿病患者要想有效地预防各种糖尿病急、慢性并发症，改善生活质量，就应该对自身疾病高度重视、积极治疗。但对糖尿病的治疗应该把握好一个度，不能矫枉过正，否则将会引发新的问题。因此，糖尿病患者应遵守以下"七戒"。

（1）戒运动过度。运动对糖尿病患者的益处是多方面的，如可增加机体热量消耗、改善胰岛素抵抗、降低血糖等。但运动要循序渐进，掌握好运动方式和运动强度，否则也会适得其反。剧烈地运动可兴奋交感神经，导致儿茶酚胺等胰岛素拮抗激素的分泌量增加，使血糖升高。此外，运动时间过久、运动量过大（特别是在空腹状态下），会显著增加低血糖的危险。还要指出的是，并非所有的糖尿病患者都适合运动，如合并肾功能损害患者、严重高血糖者、活动期眼底出血者等都不适合运动。因此，糖尿病患者运动之前，做一次全面体检非常必要。

常见内科疾病诊疗与预防

（2）戒降糖过度。糖尿病患者往往比较担心高血糖，但低血糖也有很大的危害，轻者表现为心慌、出汗、头晕、瘫软无力，重者会严重损害中枢神经，导致意识障碍、昏迷乃至死亡。而且低血糖会使交感神经兴奋性增加、血管收缩、血压升高，导致如心梗、脑血栓等心脑血管意外。另外，长期慢性低血糖还可引起患者脑功能障碍及痴呆症。

（3）戒节食过度。有些患者认为吃得越少越好，但过度节食或者偏食，将会引起营养不良、贫血、饥饿性酮症，降低机体的抵抗力和修复力。过度节食还会引起低血糖后血糖反跳性升高，不利于血糖的平稳控制。饮食治疗是要在保证患者基本生理活动所需的前提下，适当限制食物的总热量，同时保持营养平衡。另外，对明显消瘦或者妊娠期的糖尿病患者，应当适当放宽饮食控制标准。

（4）戒思虑过度。许多糖尿病患者整日忧心忡忡、焦虑不安，导致血糖升高或波动，糖尿病患者一定要正确对待疾病，既不能不重视，也不能被它吓倒，应力求保持心理平衡，以助血糖的平稳控制。

（5）戒依赖过度。糖尿病患者不要过分依赖药物，药物治疗只是糖尿病治疗的一部分，同时还需要饮食治疗和运动治疗的配合；患者也不要过于依赖医生，糖尿病的治疗不单要靠医生，还要靠患者积极主动地参与，而不是被动地接受。

（6）戒瘦身过度。肥胖是导致糖尿病的危险因素之一，超重者减肥有助于改善胰岛素抵抗，提高降糖药物的疗效。但是，也并非越瘦越好，过于消瘦会导致营养状况恶化，机体免疫功能及抗感染能力下降。糖尿病患者减肥的程度应当以符合标准体重为宜。

（7）戒大意过度。有些糖尿病患者觉得糖尿病对其髓并无大碍，采取不以为然的态度，既不按时用药，也不注意饮食；有些患者开始时很重视，时间一久就逐渐放松了警惕和要求。糖尿病的治疗要长期坚持，如果大意将会延误病情，并有可能造成严重的后果。

（六）外出活动做到"五个携带"

糖尿病患者在血糖控制稳定的情况下可以旅行或郊游，但是患者在外出活动时，应注意以下"五个携带"。

（1）随身携带一张自制的糖尿病卡。卡上要注明自己的姓名、年龄、住址、工作单位、联系电话、血型、所患糖尿病类型、正在使用的降糖药物名称等，此外，还要注明发生紧急情况时的联系人、联系医院及主管医师等。

（2）随身携带糖果或其他易于消化吸收的食物，如饼干、面包、果汁等，当不能按时吃饭时，或过度运动后出现头晕、手颤、出冷汗、四肢发软、心跳加快等低血糖反应时，可及时食用。

（3）随身携带水壶，尤其是远离城区时要带足饮水，口渴时要及时饮水，以免发生高渗性昏迷等危急情况。

（4）长时间外出时，一定要携带平日自测血糖或尿糖的试纸和仪器，不要因为外出而中断血糖和尿糖的监测。

（5）凡使用降糖药物治疗的患者，应随身携带正在使用的药物，不要因为外出而随意中断治疗。每天需要多次注射胰岛素的患者，建议改用胰岛素泵，它不仅能免去一日数次注射的麻烦，还能给外出生活带来更大的方便和自由，大大提高生活质量。

第四章　系统性红斑狼疮的诊疗与预防

第一节　系统性红斑狼疮的流行病学

一、系统性红斑狼疮患病率

国外系统性红斑狼疮（SLE）患病率报道主要来自美国、加拿大、英国、澳大利亚、新西兰、丹麦、瑞典、挪威、爱尔兰、西班牙、库拉索岛、希腊、冰岛、沙特阿拉伯等国家和地区，各家报道的结果随研究时间、地理位置及研究对象的入选标准等不同而有较大的出入。

美洲大陆报道的患病率为（21～150）/10万，其中女性患病率为（84～406）/10万。其中加拿大马尼托巴省报道的总体患病率最低，为22/10万；而美国宾夕法尼亚州报道的患病率则达到了150/10万。欧洲的相关研究较多，报道的患病率从7/10万到207/10万，女性患病率从13/10万到197/10万，其中Hochberg报道的英国患病率最低，而另外两项英国研究（伯明翰和诺丁汉）报道加勒比黑人的患病率较高，而白人则相对较低。大洋洲澳大利亚和新西兰的研究报道的患病率为（15～93）/10万，总体来说当地原住民的患病率较高，白人的患病率较低。中东仅有沙特阿拉伯患病率的报道，为19/10万，女性稍高为37/10万。

统计学专家根据SLE已有患病率估算，要进行SLE流行病学调查至少需要3万人以上的样本量。而在1985年以前，国际上没有一个关于中国SLE流行病学调查的大样本研究，为了填补这一领域的空白，黄氏、陈氏等于1985年对上海市纺织系统32 668人进行了流行病学调查。确诊为SLE的患者共23例，总患病率为70.41/10万，女性患病率为113.33/10万，与2000年美国ACR诊疗指南显示的美国SLE100/10万患病率大致相当，但此项研究的不足之处在于调查人群对象相对特定，而非自然人群。其后又有多名研究者分别在不同地区人群中开展了流行病学调查，但样本量均未达到3万人以上，近期叶冬青、邹延峰等抽取安徽439个行政村，调查了1253832人，确诊SLE患者471例（男性41例，女性430例），得出安徽农村人口SLE的粗患病率为37.56/10万[95%CI：（34.17~40.96）/10万]，以2000年安徽省第五次人口普查的常住人口为标准人口分布，标化后患病率为36.03/10万[95%CI：（35.54/~36.51）/10万]。如将上述研究病例进行合并，得出的国人粗患病率约为38/10万。

二、SLE发病率

国外发病率的研究以北美和欧洲相对较多，1975—2000年发病率为（1.0~31.9）/10万人不等，以英国诺丁汉加勒比黑人发病率31.9/10万为最高，丹麦和加拿大白人报道的发病率较低为（1.0~1.2）/10万。美国3项研究报道的发病率在（2.4~9.2）/10万，英国4项研究报道的发病率在（3.0~31.9）/10万，大洋洲澳大利亚1项针对原住民的研究报道的发病率在11/10万。

Iseki等调查日本冲绳1971—1991年间发病的SLE患者数量，确诊566例，年均发病率为3.0/10万。我国目前尚未见SLE发病率方面的明确报道。

SLE发病有明显的性别差异，好发于生育年龄女性，男女比例为1：（7~10）。SLE发病也存在明显的种族地区差异，目前已基本可确定黑人SLE患病率和发病率比白人高约3倍，亚洲人SLE患病率和发病率是否比白人高还不确定，就目前调查资料来看并无明显差异。一些研究发现澳大利亚原住民包括北美印第安人群的患病率和发病率均较当地白人要高，但也有另外一些研究并未显示这一差异。儿童的发病率和患病率远远低于成年人，约1/10万人，关于老年人发病率的报道较少，但也远较成年人为低。白人女性的发病高峰主要在15~54岁。男性发病则相对较晚，多在50岁以上。黑人女性发病高峰在15~44岁；男性在45岁以上。亚洲报道发病高峰则在16~45岁。

我国潘廷猛调查了2000年1月至2009年8月安徽医科大学第一附属医院皮肤科和风湿免疫科及安徽省立医院风湿免疫科患者共2047例，其中男性171例、女性1876例，男女比例为1：11。患者的平均年龄为34.6±12.9岁（8~82岁），平均发病年龄为31.5±12.3岁（5~82岁），平均病程为37.5±53.6个月（1~480个月）。孟德轩等对2000年以后10年内江苏省15家三级医院风湿科住院患者进行调查，总共1958例患者中，男性122例，女性1836例，男女发病比例为1∶15。年龄最小8岁，最大83岁。患者发病年龄≤20岁者有377例，占19.2%；发病年龄>20岁而≤40岁患者有1213例，占62.0%；发病年龄>40岁患者有368例，占18.8%。

三、SLE病死率

在美国大陆，很多作者报道了SLE病死率，他们的资料来自某些群体机构或国家人口学资料（表4-1）。

表4-1　美国性别种族特异性SLE病死率（人/100万）

研究者	年份	白人		黑人	
		男性	女性	男性	女性
Cobb	1959—1961	1.1	4.0	1.8	10.6
Siegel和Lee	1956—1965	1.6	6.6	4.4	20.0
Kaslow和Masi	1972—1976	1.5	5.2	2.2	14.8
Gordon等	1972—1976	1.2	4.5	9	13.1
Lopez-Acuna等	1968—1978	1.8	6.0	3.0	17.6

Lopez-Acuna等研究了国家统计研究中心的人口学资料，评估了1968—1978年期间DLE和SLE病死率：总死亡人数为11156人，2568人（23%）为DLE，8588人（77%）为SLE。死于DLE和SLE的患者不存在组间性别、种族或地区因素的显著差异，因此作者将DLE和SLE患者合并进行分析。6452名死者为白人妇女，2573人为黑人妇女，1726人为白人男性，371人为黑人男性，相应的年龄校正病死率为6.0/100万、17.6/100万、1.8/100万和3.0/100万。年龄特异的平均病死率呈单峰分布，黑人患者病死率高峰在45~54岁的年龄组，白人患者病死率高峰在65~74岁的年龄组。

Kaslow分析了1968—1976年期间SLE患者的死亡记录（资料分别来自美国的12个州），结果表明黑人SLE病死率比白人病死率高3倍，亚洲人SLE病死率比白人病死率高2倍，3个种族的SLE病死率分别为8.4/100万、6.8/100万和2.8/100万。中国、日本和菲律宾的年龄和性别校正SLE病死率分别为7.5/100万、6.8/100万和5.1/100万。年龄和性别校正的亚洲人SLE病死率较美国大陆人群高，以菲律宾人

SLE病死率为最高。

在美国纽约市，Siegel和Lee的研究结果提示波多黎各人的SLE发病率和病死率均比白人高。Lopez-Acuna等分析了1970—1977年期间波多黎各人的SLE病死率，资料由NCH提供，研究人群来自西南部西班牙人口比例最高的5个州，包括亚利桑那州、加利福尼亚州、科罗拉多州、新墨西哥州和得克萨斯州，报道死于SLE的波多黎各人共92名。吕良敬等对上海仁济医院狼疮数据库中的1572例SLE患者进行了回顾性研究，其中死亡患者97例，死亡原因中前3位分别为：严重感染，心脑血管事件，肾功能衰竭。

四、SLE生存率

在过去的半个多世纪里，随着对SLE认识的逐步深入，医疗水平和患病人群的健康意识的提高，社会环境和生存条件的改善，SLE患者的生存率已经逐步提高，1990年以后，10年生存率报道为85%，20年生存率可达70%。不同国家和地区之间有一定差异，总体来说经济条件越好，医疗水平和社会保障制度越发达，患者对疾病认知程度越高，生存率越高。我国国内由于上述条件的改善，患者的生存率也在逐步提高，最近的一项回顾性研究显示国人SLE患者的25年生存率达到了78.44%。

第二节　系统性红斑狼疮的临床表现

SLE好发于生育年龄女性，多见于15-45岁年龄段，发病率女：男为（7~9）：1。在美国多地区的流行病学调查报告显示，SLE的患病率为（14.6~122）/10万人；我国的患病率约为70/10万人，妇女中则高达113/10万人。SLE临床表现复杂多样。多数呈隐匿起病，开始仅累及1~2个系统，表现为轻度的关节炎、皮疹、隐匿性肾炎、血小板减少性紫癜等，部分患者长期稳定在亚临床状态或轻型狼疮，部分患者可由轻型突然变为重型狼疮，更多的则由轻型逐渐出现多系统损害；也有一些患者起病时就累及多个系统，甚至表现为狼疮危象。SLE的自然病程多表现为病情的加重与缓解交替。

一、皮肤、黏膜、关节一般表现

鼻梁和双颧部呈蝶形分布的红斑是SLE特征性的改变；SLE的皮肤损害包括光过敏、脱发、手足掌面和甲周红斑、盘状红斑、结节性红斑、脂膜炎、网状青斑、雷诺现象等。SLE口或鼻黏膜溃疡常见。对称性多关节疼痛肿胀通常不引起骨质破坏。发热、疲乏是SLE常见的全身症状。

二、狼疮肾炎（LN）

50%～70%的SLE患者病程中会出现临床肾脏受累，肾活检显示几乎所有SLE患者均有肾脏病理学改变。LN对SLE预后影响甚大，肾衰竭是SLE的主要死亡原因之一。世界卫生组织（WHO）将LN病理分为6型：Ⅰ型为正常或微小病变；Ⅱ型为系膜增殖性；Ⅲ型为局灶节段增殖性；Ⅳ型为弥漫增殖性；Ⅴ型为膜性；Ⅵ型为肾小球硬化性。病理分型对于估计预后和指导治疗有积极的意义，通常Ⅰ型和Ⅱ型预后较好，Ⅳ型和Ⅵ型预后较差。肾脏病理还可提供LN活动性指标，如肾小球细胞增殖性改变、纤维素样坏死、核碎裂、细胞性新月体、透明栓子、金属环、炎细胞浸润、肾小管间质的炎症等均提示LN活动；而肾小球硬化、纤维性新月体、肾小管萎缩和间质纤维化则是LN慢性指标。

三、神经精神狼疮

轻者仅有偏头痛、性格改变、记忆力减退或轻度认知障碍；重者可表现为脑血管意外、昏迷、癫痫持续状态等。在除感染、药物等继发因素的情况下，结合影像学、脑脊液、脑电图等检查可诊断神经精神狼疮。以弥漫性的高级皮质功能障碍为表现的神经精神狼疮，多与抗神经元抗体、抗核糖体P蛋白抗体相关；有局灶性神经定位体征的神经精神狼疮，又可进一步分为两种情况：一种伴有抗磷脂抗体阳性；另一种常有全身血管炎表现和明显病情活动，在治疗上应有所侧重。横贯性脊髓炎在SLE中不多见，表现为下肢瘫痪或无力，伴有病理征阳性。脊髓的MRI检查有助于明确诊断。

四、血液系统表现

贫血和（或）白细胞减少和（或）血小板减少常见。贫血可能为慢性病贫血或肾性贫血。短期内出现重度贫血常是自身免疫性溶血所致，多有网织红细胞升高，Coomb's试验阳性。白细胞减少，但治疗细胞毒药物也常引起白细胞减少，需要鉴别。血小板减少与血清中存在抗血小板抗体、抗磷脂抗体及骨髓巨核细胞成熟障碍有关。部分患者在起病初期或疾病活动期伴有淋巴结肿大和（或）脾大。

五、心脏

SLE常出现心包炎，表现为心包积液，但心包填塞少见。可有心肌炎、心律失常，重症SLE可伴有心功能不全，提示预后不良。SLE可出现疣状心内膜炎（心内膜炎），目前临床少见。可有冠状动脉受累，表现为心绞痛和心电图ST-T改变，甚至出现急性心肌梗死。除冠状动脉炎可能参与了发病外，长期使用糖皮质激素加速了动脉粥样硬化和抗磷脂抗体导致动脉血栓形成，这可能是冠状动脉病变的另两个主要原因。肺脏方面常出现胸膜炎，如合并胸腔积液，其性质多为渗出液。狼疮性肺炎的放射学特征是阴影分布较广、易变。

六、肺部表现

SLE所引起的肺脏间质性病变主要是处于急性期和亚急性期的肺间质磨玻璃样改变和慢性肺间质纤维化，表现为活动后气促、干咳、低氧血症，肺功能检查常显示弥散功能下降。肺动脉高压和弥漫性出血性肺泡炎是SLE重症表现。

七、消化系统表现

SLE可出现肠系膜血管炎、急性胰腺炎、蛋白丢失性肠炎、肝脏损害等。

八、其他表现

其他表现还包括眼部受累，如结膜炎、葡萄膜炎、眼底改变、视神经病变等。SLE常伴有继发性干燥综合征，有外分泌腺受累，表现为口干、眼干，常有血清抗SSB、抗SSA抗体阳性。

第三节　系统性红斑狼疮的诊断及分类标准

20世纪50年代以前，临床医生主要将红斑狼疮作为皮肤病进行诊治，根据皮损特点将其分为局限性盘状红斑狼疮（DLE）和播散性红斑狼疮两类。随着研究的深入，人们认识到红斑狼疮是一种病谱性疾病。局限性红斑狼疮（DLE）和系统性红斑狼疮（SLE）为其2个极端类型，中间有亚急性皮肤红斑狼疮和深部红斑狼疮等。有无系统性症状是影响患者预后的决定性因素，为从病谱中将SLE分离出来加以研究，自1948年以来，美国、英国和日本等国家地区已有20多种SLE分类标准相继提出，本节主要介绍1997年美国风湿病学会（ACR）SLE诊断标准和2009年SLICC制定的SLE诊断标准。

一、1997年美国风湿病学会SLE诊断标准

随着临床免疫学检测水平的不断提高，一些新的检测指标对SLE具有更高的特异度和灵敏度。为适应新形势的要求，1997年，ACR再次对其进行修订，去除了第10项中的"狼疮细胞阳性"，并将"梅毒血清学试验假阳性"改为"抗磷脂抗体阳性"，即增加了抗心磷脂抗体阳性和狼疮抗凝物阳性，此次修订为ACR诊断治疗委员会的共识，未经过任何验证。该分类标准的11项中，符合4项或4项以上者，在排除感染、肿瘤和其他结缔组织病后，可诊断为SLE。其敏感度和特异度分别为95%和85%。需强调的是，患者病情的初始或许不具备分类标准中的4条，随着病情的进展方出现其他项目的表现。11条分类标准中，免疫学异常和高滴度抗核抗体更具有诊断意义。一旦患者免疫学异常，即使临床诊断不够条件，也应密切随访，以便尽早做出诊断和及时治疗（表4-2）。

表4-2　1997年美国风湿病学会系统性红斑狼疮（SLE）诊断标准

标准	定义
1.颧部红斑	遍及颧部的扁平或高出皮肤固定性红斑，常不累及鼻唇沟部位
2.盘状红斑	隆起红斑上覆有角质性鳞屑和毛囊栓塞，旧病灶可有皮肤萎缩性瘢痕
3.光过敏	对日光有明显的反应，引起皮疹[依据病史和（或）医生观察]
4.口腔溃疡	口腔或鼻部无痛性溃疡
5.关节炎	非侵蚀性关节炎，累及>2个周围关节，特征为关节肿、痛或渗液
6.浆膜炎	（1）胸膜炎：胸痛、胸膜摩擦音或胸膜腔渗液 （2）心包炎：心电图异常、心包摩擦音或心包渗液
7.肾脏病变	（1）蛋白尿定量>0.5g/24小时或尿常规蛋白>＋＋＋ （2）管型：可为红细胞、血红蛋白、颗粒、小管上皮细胞管型或混合管型
8.神经病变	（1）抽搐：非药物或代谢紊乱（如尿毒症、酮症酸中毒、电解质紊乱）所致 （2）精神病：非药物或代谢紊乱（如尿毒症、酮症酸中毒、电解质紊乱）所致
9.血液学疾病	（1）溶血性贫血伴网织红细胞增多 （2）白细胞减少<4×10^9/L，至少2次 （3）淋巴细胞减少<1.5×10^9/L，至少2次 （4）血小板减少100×10^9/L（药物影响除外）
10.免疫学异常	（1）抗ds-DNA抗体阳性 （2）抗Sm抗体阳性 （3）抗磷脂抗体阳性（包括抗心磷脂抗体IgG或IgM水平异常、狼疮抗凝物阳性或梅毒血清试验假阳性至少持续6个月，并经梅毒螺旋体固定试验或梅毒抗体吸收试验证实）
11.抗核抗体	未用药物诱发"药物性狼疮"情况下，免疫荧光或相当于该法的其他试验抗核抗体滴度异常

同时或相继符合11项诊断标准中的4项及以上者，可诊断为SLE。

1999年ACR将原标准中的第8项神经病变改为周围和中枢神经系统综合征。2002年，Costenbader等对此诊断标准进行修订，构建了Boston加权诊断标准。Sanchez等发现，与ACR诊断标准相比，该诊断标准敏感度较高、特异度较低。为了进一步修订ACR制定的SLE分类标准，2003年，国际协作组在瑞典兰德举行会议，对现有的SLE分类标准进行了分析和讨论。美国约翰斯·霍普金斯大学医学院的Petri和Magder将会议内容整理成文并发表在Lupus杂志（2004，13：829）上，供临床医生及研究人员参考。

二、2009年SLICC制定的SLE诊断标准

在临床应用中，人们发现之前的SLE分类标准仍有不少不足之处。例如，包含太多的皮肤病学标准（共计4条，包括颊部红斑、盘状红斑、光过敏、口腔溃疡），不利于SLE和皮肤型狼疮的区分；非侵蚀性关节炎是否需要影像学定义还未确定，有研究提示加入影像学定义后，诊断灵敏度可由41%增加至83%；浆膜炎是否应该包括腹膜炎；24小时尿蛋白定量和管型是否能用更为方便的检测，如尿蛋白和肌酐、尿沉渣替代；该标准不能体现肾活检的重要性；该标准神经系统表现仅包括精神病和癫痫，而狼疮脑病可有19种不同表现；是否应该纳入临床采用的低补体血症，且该标准不能体现抗ds-DNA抗体检测方法的差异；白细胞降低和淋巴细胞降低均未除外药物影响。因此，SLE国际临床协作组（SLICC）在2009年ACR大会上公布了对ACRSLE分类标准的修订版，旨在提高其临床意义，符合严格的方法要求，并纳入SLE免疫学相关新知识中。该分类标准中，患者必须满足至少4项诊断标准，其中包括至少1项临床诊断标准和至少1项免疫学诊断标准，或患者经肾活检证实为狼疮性肾炎伴抗核抗体或抗ds-DNA抗体阳性（表4-3）。

表4-3　2009年SUCC制订的SLE诊断标准

临床诊断标准
1.急性皮肤狼疮，包括：
颧部红斑（不包括颧部盘状红斑）
大疱性皮疹
中毒性表皮坏死松解症
斑丘疹样皮疹
光敏感皮疹
排除皮肌炎或亚急性皮肤狼疮[非硬化性银屑病样损伤和（或）环形多环形损伤，缓解后不留瘢痕，偶有炎症后色素异常沉着或毛细血管扩张]

2.慢性皮肤狼疮，包括：
典型的盘状红斑局灶性（颈部以上）
广泛性（颈部以上和以下）
临床诊断标准
增生型（疣状）皮疹
脂膜炎（深层脂膜炎型）
黏膜疹
肿胀型皮疹
冻疮样皮疹
盘状红斑/覆有扁平苔藓
3.口腔溃疡
上腭
颊部
舌
鼻溃疡
排除其他原因，如血管炎、白塞病、感染（疱疹病毒）、炎症性肠病、反应性关节炎及酸性食物
4.非瘢痕性脱发（广泛的发质变细或脆弱伴断发）
排除其他原因（如斑秃、药物、铁缺乏、雄激素性脱发）
5.累及≥2个关节的滑膜炎，以肿胀或渗出为特征
≥2个关节疼痛伴至少30分钟的晨僵
6.浆膜炎
典型的胸膜疼痛＞1天
或胸膜渗出
或胸膜摩擦音

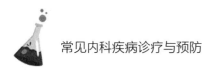

典型的心包疼痛（卧位疼痛，前倾坐位时加重）＞1天
（或）心包渗出
（或）心包摩擦音
（或）心电图证实心包炎
排除其他原因，如感染、尿毒症、Dressler's心包炎
7.肾脏损害
尿蛋白与肌酐比值（或24小时尿蛋白）＞500mg/24小时
临床诊断标准
或红细胞管型
8.神经系统损害
癫痫
精神病
多发性单神经炎
排除其他原因（如原发性血管炎）
脊髓炎
周围神经病变或脑神经病变
排除其他原因（如原发性血管炎、感染、糖尿病）
急性意识模糊
排除其他原因，包括毒性/代谢性因素、尿毒症、药物
9.溶血性贫血
10.白细胞减少（＜4×10^9/L至少两次）
排除其他原因（如Felty's综合征、药物和门脉高压）
（或）淋巴细胞减少（＜1×10^9/L至少一次）
排除其他原因（如皮质激素、药物和感染）
11.血小板减少（＜100×10^9/L至少一次）

续表

排除其他原因，如药物、门脉高压和血栓性血小板减少性紫癜
免疫学诊断标准
1.ANA水平超过实验室参考值
2.抗ds-DNA水平超过实验室参考值（或用ELISA法＞2倍参考值）
3.抗Sm抗体阳性
4.抗磷脂抗体阳性，符合以下任一项即可：
狼疮抗凝物阳性
临床诊断标准
快速血浆反应素试验假阳性
抗心磷脂抗体水平中或高滴度升高（IgA、IgG或IgM）
抗β2糖蛋白I抗体阳性（IgA、IgG或IgM）
5.低补体
低C3
低C4
低CH50
6.直接抗人球蛋白试验阳性
排除溶血性贫血

从近40年来不断改进的SLE分类标准中可看出，诊断项目更细化、更具体，敏感性和特异性均有所提高，此新标准有以下特点：

第一，一些敏感性欠高的实验室项目如LE细胞试验被ANA代替；梅毒血清学试验生物学假阳性扩大为包括抗心磷脂抗体或狼疮抗凝物质阳性在内的抗磷脂抗体阳性；临床特异性不高的项目如雷诺现象和光敏感等被取消。

第二，更加重视重要脏器的受累，如对肾损害提倡做肾穿刺，与肾损害有关的低补体血症和抗ds-DNA抗体均列入了标准中；对神经系统受累增加了外周神经损害的内容。

第三，明确了确诊SLE必须同时具有临床表现和免疫学指标。

第四，国内常做的狼疮带试验（LBT）始终未被纳入ACR的分类标准中，究其原因是因遮盖部位皮肤LBT阳性与抗ds-DNA和肾病相关，故该试验国外已很少做（因患者可检测抗ds-DNA抗体）。

第五，不同人种间临床表现的差异应加以注意，如国人脱发、雷诺现象、血液系统受累和肾损害较西方人高，而神经系统受累比西方人低。

第六，抗细胞膜DNA抗体和抗核小体抗体等诊断SLE特异性高的实验室指标未被列入标准中。

SLE首发症状多种多样，常不典型，制定的SLE分类标准，均以从自身免疫性疾病病谱中将SLE分离出为主要目的，从而保证研究群体的均一性，便于临床研究及流行病学研究。但这些标准不利于鉴别或发现轻型SLE和早期SLE，也不能将一些已出现多系统损害但未能满足诊断标准的患者列入研究范围内。因此，它们相对SLE发病率的描述性研究及预后相关的观察性研究存在明显的缺陷。对临床诊断为SLE但并不符合ACR分类标准的患者，往往被冠以"不完全红斑狼疮可能SLE""隐性狼疮""潜在性狼疮""亚临床SLE"等模糊术语，未分化结缔组织病中有些也可发展为SLE。

以ARASLE分类标准确诊的SLE患者，在病情或预后方面仍然存在明显的异质性，为此一些研究者认为应对SLE做亚型分类。SLE亚型标准将来可能产生，如遗传、细胞因子、血清学、临床的分类标准，这样有利于对SLE本质的深入认识及提高诊治水平。一些对SLE诊断特异度和灵敏度更高的生物标志物的发现，如干扰素（IFN）指纹等，应不断地加入分类标准中。理想的SLE分类标准的发展方向应该由主观指标为主渐发展至客观指标。

第四节　系统性红斑狼疮的治疗

SLE目前尚无根治的办法，但是随着研究的进步，越来越多的治疗方案逐渐出现，使SLE患者的病情得到有效缓解，复发概率逐渐降低。早期发现、早期诊断和正确治疗对于SLE患者非常重要，可避免病情加重危及其余脏器发展到不可逆的严重时期。由于SLE症状复杂，在确诊后应及时进行全面诊断分期，确定个体化治疗方案。

一、轻型SLE治疗

轻度SLE症状较轻，临床表现为皮肤损害、光过敏、关节炎等，无重要的靶器官（包括肾脏、血液系统、呼吸系统、心血管系统、消化系统、中枢神经系统）受累，SLEDAI评分＜10分。其治疗方案为首先应用非甾体类抗炎药、抗疟药等，治疗无效后考虑使用激素。

（一）皮肤类治疗用药

SLE患者常伴有皮肤损害及光过敏反应，多为水肿型红斑及斑丘疹，对于皮肤类的SLE，多内服药与外用药一起使用治疗。

（1）糖皮质激素。局部外用糖皮质激素被广泛应用于治疗各种狼疮皮肤损害，并均有较好的疗效。根据皮损部位及损害程度的不同，选择合适的糖皮质激素，不同部位、不同的皮损程度对糖皮质激素的敏感度各不相同，前臂及后背的吸收系数较低为0.14，头皮的吸收系数为3.0，面部的吸收系数在13.0，而阴囊的吸收系数为42.0。如弱、中效糖皮质激素多用于皮肤较为薄弱、敏感的面部皮肤，可选用氢化可的松，应用糖皮质激素应注意其不良反应有皮肤萎缩、皮肤脆性增加易损伤、瘢痕及溃疡等。皮肤萎缩为最为常见的不良反应，且易于出现皮肤较薄的敏感处。皮肤萎缩在停药后数月可以消失，故对老人、婴幼儿和某些皮肤较敏感的女性应严格注意用量，密切观察反应，应用激素时间不宜过长，尽量不要使用强效类激素。糖皮质激素的用量应控制在1天1～2次，只用2～3周，过多次数并不会使疗效变好，反而会增加不良反应发生的概率。

对于外用涂剂无效的皮肤型SLE可在皮损处局部注射糖皮质激素，使血药浓度在短时间内局部达到高峰，产生强大的抗炎与免疫抑制作用，此作用一般只作用于局部，不会引起全身的作用。面部、生殖器等部位注射疗法需慎用，有感染时禁用。

（2）他克莫司、吡美莫司。二者均是外用大环内酯类免疫抑制药，他克莫司抑制T细胞内钙依赖性信号传导途径从而阻止炎症因子的转录与合成，吡美莫司阻断T细胞活化因子，最终抑制炎症因子的基因转录，早期抑制T细胞活性。

他克莫司用于器官移植治疗时，肾毒性及神经毒性发生概率较大，现在逐渐将作为外用，且其分子量小于环孢素，比环孢素有着更好的透皮性，外用环孢素在很大程度上是无效的，但他克莫司却可以进行有效的治疗。吡美莫司具有高亲脂性和大分子量，这使吡美莫司较少被吸收入循环系统。二者的不良反应均是烧灼感、瘙痒感等局部皮肤不适，但耐受性均较好。在德国的研究中发现他克莫司和吡美莫司都在SLE的皮损中展现了疗效且他克莫司比糖皮质激素有着更高的耐受性。普遍使用后1周内症状可以得到缓解，使用期间禁饮酒。常用方法为0.1%他克莫司软膏，涂于患处一天2次，持续至症状消失后一周；吡美莫司软膏，涂于患处，一天2次，直至症状消失。

（3）抗疟药（氯喹Chloroquine、羟氯喹）。抗疟药物原本用来治疗疟疾，但后来发现了它们的免疫抑制药的作用，现在被广泛运用于免疫系统疾病。氯喹和羟氯喹现已经被列入狼疮治疗的治疗方案中。抗疟药的光保护作用可以降低患者的光过敏反应，血液中抗疟药浓度越高，紫外线的吸收也越高。抗疟药还具有抗血栓、降血脂、降血糖的作用，这有助于减少高心脑血管风险的SLE患者的发病概率。SLE患者骨质脱钙易引发疏松，抗疟药也具有抗骨质疏松的作用，并且值得一提的是羟氯喹被认为是降低SLE患者损害收益风险的有效的唯一方法。近年英国启动了一项研究来验证抗疟药物对SLE患者是否具有抗癌保护作用，若此验证被证实，加之抗疟药的低价格，那么抗疟药在治疗SLE的地位上应被重新考虑并扩大推广。羟氯喹常用剂量为每日0.2～0.4g，分1～2次服用，氯喹片为每日0.25～0.5g，每日1次，由于吸烟会降低抗疟药的治疗效果，服药期间应严格禁烟。抗疟药不良反应偶尔发生，最常见的为胃肠道反应，包括恶心、呕吐、腹泻等，还会出现发热、头晕等症状。大剂量长期使用羟氯喹时，会出现视网膜病变，与药物在体内累积作用有关，应定期进行眼部检查。

（4）沙利度胺。沙利度胺是20世纪50年代推出的一种镇静药，为谷氨酸衍生物，以治疗妊娠恶心、呕吐疗效显著且不良反应少而被广泛使用，但在著名的"海豹事件"后一度被全世界禁止。随着几十年的改善，沙利度胺开始重新活跃起来。在SLE治疗中，沙利度胺被推荐用作治疗对抗疟药不敏感的顽固性皮肤损害，常用剂量为一次25～50mg，4次/天。临床上已证实沙利度胺可有效治疗包括皮肤型红斑狼疮在内的多种伴潜在自身免疫发病机制的炎症性皮损。在一项研究中对长期低剂量的65名患者进行了调查，发现98.9%的患者在使用后得到了改善，嗜睡发生率为77%，43.2%出现神经症状改变，出现神经症状改变的患者在中断沙利度胺后神经症状可以出现好转但皮肤损害容易发生复发。沙利度胺作为治疗SLE的皮肤损害的疗效是值得肯定的，但是控制长期低剂量的使用的不良反应或使用间断治疗或替代治疗的研究都仍有待加强，以减轻治疗SLE的负担。

（5）维A酸类。维A酸类药物为具有维生素A活性的视黄醇酯类衍生物，为狼疮治疗的二线药物之一，对疣状狼疮尤为有效。维A酸类药物可减轻色素沉着，并在皮肤受到药物或紫外线灯有害因素损伤时，可纠正或预防有害因素引起的皮肤成分和结构的异常。不良反应主要为皮肤瘙痒、红肿、干燥等皮肤刺激症状，最为严重的不良反应为口服用药有强大的致畸作用，但局部用药尚未有相关报道。

（二）关节炎类治疗药物

90%以上的SLE患者会出现关节症状，主要表现为关节肿胀和疼痛。

（1）非甾体类抗炎药（NSAIDs）。此类药物具有解热、镇痛、抗炎的作用，而且大多数还可以抗风湿。其机制是抑制体内的环氧合酶（COX）活性而减少局部组织的前列腺素的合成，分为非选择性COX抑制药和选择性COX-2抑制药。在狼疮中此类药物被用于缓解关节疼痛、炎症反应及头痛症状。

但是NSAIDs类的不良反应应引起重视，尤其是较大剂量时。胃肠道反应与皮肤反应是NSAIDs的两大不良反应，长期服用非选择性NSAIDs可以出现恶心、呕吐、溃疡甚至是胃出血，而皮肤反应则会出现皮疹、荨麻疹及光过敏反应。

近2/3的SLE患者会有肾脏受累，尤其是合并SLE肾炎的患者，NSAIDs无论对环氧合酶有无选择性，均有可能引起或加重肾损害，肾毒性虽然不是主要的不良反应，但NSAIDs会抑制维持肾脏正常血流量的重要因子，降低肾小球滤过率，出现水肿、钠潴留等症状。故对于狼疮伴肾脏损害者使用NSAIDs类药物应小心谨慎，密切关注肾功能变化。长期大剂量使用NSAIDs也可增加肝功能损害，对于特殊人群，如肝肾功能损害者、老年人等需定期检查肝、肾功能。

关于具体NSAIDs药物，应明确各种药物的不良反应，如阿司匹林可引起不可逆性血液系统不良反应，吡罗昔康长期服用可引起胃溃疡及大出血，罗非昔布有增加心血管发病的风险（这一点仍在争论中，并未得出统一结论）等。对于NSAIDs类药物使用应注意剂量及用药疗程，尤其是大剂量时应注意不良反应的发生。

（2）抗疟药（氯喹、羟氯喹）。抗疟药具有抑制促炎症细胞因子的作用，主要是抑制单核细胞及巨噬细胞的释放，也可以抑制前列腺素的合成，是前列腺素的强力拮抗药，特别是对磷脂酶A2，可减轻疼痛和组胺的释放。

（3）糖皮质激素。不适宜NSAIDs类治疗或反应不明显者可考虑糖皮质激素，糖皮质激素强大的抗炎、抗增生作用，可有效减轻红、肿、热、痛症状，防治粘连形成，多为泼尼松5~15mg/d，3~4次/天。小剂量（≤10mg/d）的糖皮质激素可有效控制轻型狼疮病情，需要长期服药以维持病情，在病情稳定后可以逐渐减小用量。

二、中度活动型SLE治疗

中度活动型SLE为有明显重要脏器受累并影响其功能、需要治疗。SLEDAI评分在10~14分。治疗方案为糖皮质激素为主，效果不佳时联合免疫抑制药。

（一）糖皮质激素（GC）

可有效抑制多种炎症因子，阻断致敏T细胞所诱发的单核细胞与巨噬细胞聚集，抑制细胞免疫尤为突出，抑制抗原抗体反应。可以退热、缓解毒血症、缓解皮肤损害、减少炎症反应等。最常用的糖皮质激素为泼尼松和甲泼尼龙，初始剂量为30~60mg/d，初始剂量一定要足，不足的糖皮质激素不但不能控制病情，反而会延误病情，导致重要器官受累或者是不良反应的产生。一般剂量为泼尼松0.5~1mg/（kg·d）或甲泼尼龙0.4~0.8mg/（kg·d），糖皮质激素在上午的8~10时为分泌高峰，故通常在早上8时左右服用，以减少对肾上腺皮质功能的影响，最大限度地减少停药后反跳反应的发生。长时间服用糖皮质激素进行维持治疗时，可按每日给药或者隔日给药的方法。症状可在2天内缓解，若无缓解，则考虑加大原有剂量的25%~50%，病情控制后2周或在诱导缓解治疗4~8周后可逐步开始减量，减量应缓慢，以防出现反跳现象和停药反应，激素以每1~2周减原剂量的10%的速度减量，减至泼尼松每0.5mg/（kg·d）或甲泼尼龙0.4mg/（kg·d）后，减药速度依照病情减慢，直到停药，剂量越小，减量越慢。

（二）免疫抑制药

若糖皮质激素治疗效果不佳或减药困难者，可考虑与免疫抑制药联合治疗。

（1）甲氨蝶呤（MTX）。甲氨蝶呤为二氢叶酸还原酶抑制药，对二氢叶酸还原酶有着强大而持久的作用，可以阻止嘌呤核苷酸的合成，干扰蛋白质的合成，从而发挥细胞毒性作用。低剂量的甲氨蝶呤（2.5～5mg/d）能明显抑制增殖的淋巴细胞，特别是激活的T细胞，并且具有强大的抗炎作用。在SLE中，糖皮质激素多用于急性期迅速控制病情，而甲氨蝶呤主要用于关节炎、浆膜炎和皮肤损害，帮助激素减量，有明显的"激素助减剂"作用。李群苑等人的研究中发现甲氨蝶呤与激素联用可有效控制病情，且在病情稳定时可在较短的时间内将激素剂量控制在每日10mg以内，激素累积剂量明显少于对照组，并且没有发现严重的不良反应。

甲氨蝶呤使用剂量为7.5～10mg，每周1～2次，根据耐受调整剂量，服药时期间应大量饮水减少毒性。其不良反应出现最多的为消化道反应，如恶心、呕吐、食欲缺乏、口腔黏膜糜烂等，最严重的为骨髓抑制，甚则导致全血细胞下降，长期大剂量使用时有肝、肾毒性。甲氨蝶呤不良反应发生频繁，但只有10%的患者需要停药，具有较好的耐受性。长期大剂量使用时应定期检查血常规和肝、肾功能。

（2）硫唑嘌呤（AZA）。硫唑嘌呤为最常用的抗代谢药，可以干扰嘌呤代谢的所有环节，抑制DNA、RNA和蛋白质的合成，所以它对细胞免疫及体液免疫均有抑制作用，对T细胞的抑制作用强于B细胞，但不能抑制巨噬细胞的吞噬作用。具有免疫抑制和轻度抗炎作用。

硫唑嘌呤治疗效果较好，价格低廉，现被广泛用于自身免疫性系统疾病，但起效较慢，多在3～12个月内，维持时间长，还可阻止SLE病情的发展。初始剂量多为50mg/d，无不良反应可开始常规治疗剂量50～100mg/d。硫唑嘌呤的不良反应较多，各种报道屡见不鲜，虽然严重的不良反应很少出现，但一旦出现却有致命的危险。硫唑嘌呤初期使用时需每周进行血常规、肝功能的检查，无明显不良反应，可最少每3个月进行一次检查。

硫唑嘌呤的不良反应最常见的为血液系统损害，表现为白细胞减少，粒细胞减少，血小板减少，甚则全血细胞减少，与硫唑嘌呤的骨髓抑制有关，白细胞数量下降越快，则说明骨髓抑制越严重。硫唑嘌呤造成的血液系统损害多为可逆性，只要及时发现、及时停用及治疗，多为一过性的，对于少数对药物敏感或病情严重的患者，需按粒细胞缺乏和再生障碍性贫血进行治疗，并禁用硫唑嘌呤。另一常见的不良反应为肝脏毒性，多发生在药用量150mg/d，可能与药物蓄积导致损害有关。其次为胃肠道反应，一般症状较轻，表现为恶心、呕吐、腹泻等症状，进行对症治疗并调节饮食即可缓解。

三、重型SLE的治疗

重型SLE是指狼疮累及重要脏器，SLEDAI≥15分。1996年中华风湿病学会第五届全国学术会议上提出，治疗SLE需要诱导疾病完全缓解和维持其长期缓解。诱导缓解阶段是在急性期控制病情，防治疾病加重或出现严重并发症，维持治疗阶段是在缓解期使疾病保持稳定，巩固疗效，防治疾病反跳。治疗方案为大剂量糖皮质激素联合免疫抑制药治疗，对激素抵抗或疗效不佳者可联合冲击疗法或静脉滴注免疫球蛋白。

（一）糖皮质激素

糖皮质激素为治疗重型SLE的首选药物。泼尼松每日剂量60～80mg，早期足量，治疗后最快消失的症状是发热、关节痛和浆膜炎等，大多在1～2天内缓解，心、肾等重要脏器及神经精神损害恢复较慢，若无缓解，则考虑加大原有剂量的25%～50%，待病情稳定后，逐步开始减量，激素减量遵循先快后慢的原则，先每1～2周减少5%～10%，当减至30mg/d时，减药速度应继续变慢，每周减少2.5～5mg，剂量<10mg时应维持原有量，并连续治疗2～3年或更久。在减药期间应密切关注各项系统机能。病情不稳定时，应停止减药。激素治疗疗程较长，应留意保护下丘脑—垂体—肾上腺轴，避免使用对该轴影响较大的地塞米松等长效和超长效激素，否则会造成日后减药和停药困难，严重者可出现医源性肾上腺皮质功能不全。

长期进行激素治疗的不良反应有高血压、继发感染、骨质疏松、糖尿病、消化系统溃疡、停药综合征、精神症状改变等。所以服用期间应定期检查血压、血糖、血脂、骨密度等。

效果不佳者，可保持原有剂量并联合CTX/AZA/MMF等免疫抑制药治疗，联合治疗可以提高疗效并减少不良反应。效果不明显或出现狼疮危象时可进行脉冲疗法。

（二）免疫抑制药

适用于：

第一，配合激素治疗增加临床疗效。

第二，减轻激素的毒副作用。

第三，帮助激素逐步减量。

第四，对常规激素治疗无效者。

（1）环磷酰胺（CTX）。环磷酰胺为常用的烷化剂，免疫抑制作用强，持续时间长，抗炎作用较弱，为细胞周期非特异性细胞毒药物，但主要作用最强的为G2期，可以使循环中的淋巴细胞数量降低，选择性抑制B淋巴细胞，对B细胞比对T细胞更敏感，并可明显使NK细胞的活性降低，但不影响已活化的巨噬细胞的细胞毒性。最常见的不良反应为脱发、恶心、呕吐、食欲不振等胃肠道症状及生殖毒性，环磷酰胺的累积剂量越大，性腺抑制的发生率越高。其次为肝毒性、感染、骨髓抑制，多表现为中性粒细胞减少。较为罕见的为出血性膀胱炎、恶性肿瘤与心脏毒性。不良反应的出现基本呈现时间与剂量的依赖性，剂量越大，使用时间越长，不良反应出现越早越严重。

环磷酰胺本身具有强大的免疫抑制作用，但通常使用时间较长，剂量较大，导致不良反应容易出现。现在不仅在寻找新型的更为安全的免疫抑制药，关于环磷酰胺的各种新型治疗办法也在不断出现。

传统的NIH治疗方案：美国国立卫生研究院（NIH）认为间歇静脉滴注环磷酰胺（iv-CTX）冲击治疗在诱导病情缓解和保护肾功能方面明显优于单独应用强的松，尤适合狼疮肾病。该方案分为6个月的诱导期和2年的维持期，诱导期包括6～7个月iv-CTX，500～1 000mg/m²，1次/月，单独或联合静脉使用甲强龙（口服强的松常被用来替代6个月的甲强龙静脉使用），维持期治疗是每3个月1次iv-CTX，连续2年，或是疾病缓解后再继续治疗1年。在韩氏等人的对比研究中，环磷酰胺联合激素治疗的总有效率（95.8%）显著高于单独应用激素（70.8%）。

大剂量环磷酰胺冲击治疗需紧密关注白细胞计数，防止白细胞过低

（＜3.0×10⁹/L），过低时应等待白细胞恢复再进行下一次冲击治疗，若恢复情况不佳或复发者考虑减少环磷酰胺冲击量，具体用量应根据白细胞和肾功能状况进行具体调整。NIH方案治疗效果值得肯定，能有效减轻肾纤维化，改善肾小球硬化，降低肾衰竭发生概率。但不良反应发生概率较大，剂量越大越容易发生，常见的为低白细胞血症、胃肠道反应、感染、脱发及生殖毒性，大剂量时这一反应于女性卵巢更加显著。由于CTX的高不良反应发生率，局限了CTX的应用，现在许多学者并不推荐其作为维持治疗的药物。

小剂量冲击疗法：鉴于大剂量疗法的不良反应较多，现在有学者提出了小剂量疗法。具体疗法为：CTX 500mg，每两周1次，持续3个月，之后给予硫唑嘌呤或麦考酚酯进行维持治疗。在欧洲抗风湿病联盟（EULAR）的开放性试验中证明小剂量CTX冲击治疗SLE肾炎的显效时间和疗效与大剂量冲击相似，差异无统计学意义。需注意的是在病情缓解前不可过早将CTX减量。

小剂量疗法的不良反应明显少于大剂量，感染发生率仅有3.68%～11.4%，性腺抑制为6%～7%，胃肠道反应为7.14%，白细胞减少率为0～11.1%，几乎所有不良反应发生率均下降50%左右。

小剂量冲击疗法对于在非重症型系统性红斑狼疮患者中值得推广，但临床应用较少，而SLE病症复杂，患者症状差异较大，对于其给药的最佳剂量、减药时间、减药速度等都还需要大量循证医学的研究来给出更加系统具体化的方案。

（2）环孢素（CsA）。环孢素A为非细胞毒性的免疫抑制药，能选择性抑制T细胞活化，对B细胞的抑制作用较弱，对巨噬细胞抑制作用不明显，对NK细胞无抑制作用，也不抑制红细胞和粒细胞的生成，故环孢素比起其他免疫抑制药感染的发生概率和血液系统受累都较低。常用剂量口服每天10～15mg，并持续1～2周，然后逐渐减至维持量5～10mg/d。减药过程需小心谨慎以免出现病情反复。其不良反应与血药浓度和剂量有关，多为可逆性，一般的不良反应发生概率为15%，其中胃肠道反应7.5%、血脂异常5%、多毛症17.5%、牙龈增生17.5%等。较为严重的不良反应为肝、肾毒性，大多为一过性。用药期间定期检查肝、肾功能，血压和血药浓度等，根据检查结果及时调节用量。在多个对比性研究中发现，CsA和CTJC的治疗效果并无显著性差异，但环孢素A的价格较高，现在仍作为狼疮的二线药物进行治疗，对于其远期疗效和降低不良反应仍有待进一步的研究和观察。

（3）吗替麦考酚酯（MMF）。MMF为真菌抗生素的半合成衍生物，可抑制T细胞和B细胞的增殖和抗体生成，抑制单核巨噬细胞的增殖，免疫抑制的作用与霉酚酸选择性可逆性抑制嘌呤合成有关。MMF现被广泛用于狼疮肾炎，主要是Ⅲ型和Ⅳ型。对于CTX治疗不显著者的难治型狼疮肾炎，MMF也有较好疗效，完全缓解及部分缓解率均较为可观，可以说，MMF在治疗LN的地位与CTX相当，与CTX不同的是，MMF不仅可用于LN的诱导缓解期，还可用于巩固治疗期。值得引起注意的是随着MMF剂量的增加，感染的风险也随之增加。因此，在诱导治疗期，常用剂量为1～2g/d，一般建议每日不超过2g，一天2次，病情缓解后逐减量，维持治疗期常用剂量0.25～0.50g/d。在MMF与糖皮质激素及CTX的多项对比试验中，MMF的疗效性均优于后两种药物，明显控制狼疮病情活动，改善肾脏病理，且MMF的最大的优越点在于其较低的不良反应，不良反应多为消化系统症状、血液系统损害和感染。腹泻、恶心、呕吐等胃肠道症状多为自限性，停药后可恢复，血液系统损害常表现为贫血和白细胞减少，其中贫血常发生于MMF治疗后30天内，通常在1周后缓解；白细胞减少一般出现在治疗后30～180天内，但多无临床意义。对于肝、肾、骨髓及生殖系统毒性较小，感染发生概率也较低。

现在MMF不仅用于治疗狼疮型肾炎，在治疗儿童型狼疮肾炎中，可以帮助减轻激素用量，持续改善肾功能，并且也体现出其安全性。与成人不同的是，对于儿童Ⅴ型狼疮肾炎有效，而对于Ⅳ型狼疮肾炎效果不明显。

MMF作为高疗效、低不良反应的新型免疫抑制剂无疑备受青睐，但是其高昂的价格仍使其推广受到较大的阻碍，并使临床的应用研究受到拘束。故对于MMF的临床应用，其各个阶段的使用剂量、使用时间及减量方案仍需进一步具体化，且其普及化生产、降低生产成本、降低药物价格也需进一步研究。

（4）来氟米特（LMF）。来氟米特为新型抗增殖的异恶唑类免疫抑制药，阻断嘧啶合成，选择性抑制活化T细胞，阻断活化的B细胞增殖，不仅有较强的免疫抑制作用，并且具有强大的抗炎作用。现阶段，来氟米特用于红斑狼疮的治疗，可以有效控制病情，对于狼疮型肾炎，有资料显示其可逆转狼疮肾炎病理。使用方法为每日50～100mg，3天后每日20～40mg维持。来氟米特的不良反应主要是腹泻、恶心等胃肠道症状，也有可逆性转肝酶升高、皮疹、瘙痒等，大多数停药后可消失。在来氟米特与环磷酰胺的对比性研究中，二者治疗效果无显著性意义，但CTX的不良反应发生率为58.06%，LMF的不良反应发生率仅为22.58%。

来氟米特上市仅20年左右，其强大的免疫抑制作用在治疗狼疮方面的疗效是值得肯定的，价格与MMF相比也较为低廉易于接受，但是其多方面的作用机制现在尚未完全发现掌握，其具体系统化的使用方案和对于狼疮的长期疗效和远期不良反应还有待进一步的大量临床验证。

（5）单克隆抗体（mAb）。是经过特定的抗原处理过的效应B细胞和骨髓瘤细胞杂交得到的杂交瘤细胞产生的具有特异性识别某抗原上的某一个特定抗原决定簇的抗体。由于是由单一杂交瘤细胞产生的纯抗体，故称之单克隆抗体。具有特异性、多样性、定向性的特点；最常用的为抗CD20单克隆抗体：利妥昔单抗（RTX）。

B细胞是狼疮发生的关键点，它产生自身抗体，介导组织损伤并呈递抗原给T细胞。CD20是B淋巴细胞表面的一种特异性标志物，在B淋巴细胞的生长、激活及钙通道调节中起着重要作用，应用抗CD20单克隆抗体可导致B淋巴细胞凋亡，清除异常增生的B淋巴细胞。

利妥昔单抗对于难治性、重症红斑狼疮有效，可以使狼疮病情缓解，并有较好的耐受性。对于狼疮性肾炎、肺炎、脑病等也同样有效。在国外的研究中，利西妥单抗与糖皮质激素联用比CTX与糖皮质激素联用缓解症状时间更短，平均为4个月，且糖皮质激素的使用量仅为中等而减量也更快。推荐剂量为375mg/mL，静脉滴注，每周1次，4~8周为一个疗程。滴注本药60分钟前可给予止痛药和抗过敏药，静脉滴注甲泼尼龙40mg。推荐首次滴入速度为50mg/h，随后可每30分钟增加50mg/h，最大可达400mg/h。如果发生过敏反应或与输液有关的反应，应暂时停止输液，严重时给予抗过敏治疗。利妥昔单抗的常见不良反应有感染、超敏反应、发热、寒战等全身症状，恶心、呕吐等胃肠道症状，皮肤瘙痒、皮疹等皮肤症状，粒细胞、白细胞减少等血液系统症状。在滴注前服用抗过敏药物后，利妥昔单抗的过敏反应发生仍十分频繁。故在利妥昔单抗的使用过程中，需密切关注不良反应，定时有人监护，发现不良反应后及时处理，根据患者病情来调节用量和滴速。

（三）静脉滴注免疫球蛋白（IVIG）

静脉滴注免疫球蛋白为狼疮的辅助治疗措施，其机制尚且不明，认为是多种机制共同作用的免疫调节。大剂量的免疫球蛋白可协同激素改善机体的免疫功能紊乱，重新调节免疫平衡。现多用于激素治疗不佳或出现严重并发症的狼疮患者，常用方法为400mg/（kg·d）静脉滴注，3~5天为一个疗程，在输注前0.5小时给予小剂量激素或抗组胺药可预防或减轻不良反应，单日剂量不宜超过40g。大剂量滴注免疫球蛋白可短时间内使血小板达到高峰，降低低血小板引起的脏器出血的危险，联合甲泼尼龙冲击效果更佳。IVIG还可以恢复白细胞、补体，降低血清肌酐，减少蛋白尿，明显改善肾功能，提高非特异性免疫力。

大剂量静脉滴注免疫球蛋白不良反应轻微，最常见的为头痛、乏力等全身症状，一般停止输入或放慢滴速可缓解。严重的过敏反应发生于先天性IgA缺乏症患者，严重的不良反应有急性肾功能不全、脑梗死、心肌梗死等。IVIG的不良反应有待进一步研究明晰，但应引起足够关注。

近年来也有学者提出过小剂量输注免疫球蛋白，每次注射量为200mg/（kg·d），3~5天为一个疗程。国内的研究显示，小剂量IVIG与激素和免疫抑制剂配合使用治疗也可取得与大剂量同样的良好疗效，并且可以降低费用。IVIG的高昂费用使其不能作为狼疮治疗的一线药物，小剂量输入使其成为一种可能，但是小剂量疗法的不良反应及远期疗效仍有待大量临床研究论证。

四、狼疮危象治疗

狼疮危象是指急性且危及生命的重症狼疮，常伴有较重的全身系统症状和多器官功能损害，病死率极高，主要临床表现包括：

第一，急进性肾小球肾炎。

第二，严重中枢神经系统损害。

第三，严重溶血性贫血。

第四，严重血小板减少性紫癜。

第五，严重粒细胞缺乏症。

第六，严重心脏损害。

第七，严重狼疮性肺炎或肺泡出血。

第八，严重狼疮性肝炎。

第九，严重血管炎。

治疗方法为大剂量糖皮质激素冲击治疗加对症治疗。

（一）糖皮质激素冲击治疗

通常以甲泼尼龙（MP）或地塞米松进行，可用大剂量甲泼尼龙（0.5～1.0g/d）或地塞米松（30～60mg/d）进行静脉滴注，缓慢静脉滴注60分钟以上，并注意水、电解质和酸碱平衡。连续3天为一个疗程，疗程间隔5～30天，间隔期可用泼尼松0.5～1mg/（kg·d）继续治疗，病情未得到控制者，可根据病情在冲击治疗5～30天后再次冲击治疗，免疫抑制最好不用。对重症神经精神狼疮，在排除中枢感染的情况下，可鞘内注射地塞米松10mg、甲氨蝶呤10mg，每周1次，共3～5次。

（二）MP冲击治疗联合免疫抑制药治疗

这种治疗方案效果立竿见影非常明显，但是不能长时间维持，故必须联合其他药物治疗，可以减少疾病复发并诱导缓解。国内的研究显示MP冲击治疗联合免疫抑制药CTX的疗效强于单用MP进行冲击。对于急进性狼疮肾炎，用MP加CTX联合冲击疗效较好，已肾功能衰竭者，应紧急透析或血浆置换，伴感染不宜用免疫抑制药，宜使用IVIG。狼疮心肺损害以糖皮质激素治疗为主，IVIG在合并感染的肺泡出血的抢救中疗效佳。重症血细胞减少症以糖皮质激素冲击为主多有疗效，伴出血者可用IVIG治疗。

在大剂量激素冲击治疗前、治疗期间、治疗后应密切观察激素的不良反应，包括有无感染、消化道症状、股骨头坏死等。

第五节　系统性红斑狼疮的预防

SLE现阶段仍没有根治的办法，是一个需要进行长期治疗的疾病，在进行常规药物治疗的同时，一般治疗的关注度和重要性也逐渐在提高，若患者不注意一般治疗，会有很大的概率让药物的治疗作用降低甚至是导致狼疮的加重和复发。

一、避免诱因

SLE的病因复杂多样，至今未完全明确，因此环境因素和个人习惯常常成为触发和加重疾病的关键点。患者在进行常规药物治疗的同时，也应该遵照医嘱，注意生活习惯，避免各种诱发或加重SLE的因素。

（一）戒烟

现阶段已经有许多报道充分暴露出吸烟对于狼疮的危害，而我国的吸烟人数一直居高不下，现今烟被广泛用于各种社交场所，成为我国烟文化经久不衰的重要原因。狼疮患者避免接触烟草这类物质不应仅仅是患者个人应该注意的问题，也是整个社会的责任。

不论是皮肤型红斑狼疮（CLE）还是SLE，吸烟都是危险因素及活跃因素之一，其机制与免疫系统发生有关，但是尚不完全明确。虽然早期孩童的被动吸烟是不会增加SLE的风险的，但是香烟成分复杂，含有许多有害物质如亚硝胺、苯并（a）芘等均可影响细胞的正常生长，还有强烈的致癌作用，有百害而无一利。故为了自己的身体健康，狼疮患者应以此当作戒烟的动力，远离烟草制品，远离烟草环境，向周围的朋友、同事明确自己戒烟的必要性和决心，并获取支持。医护人员应多加留心烟瘾较重、烟龄较长的狼疮患者，若患者无法靠自身能力戒掉，则应对其明确吸烟的危害性和戒烟的必要性，并告知其家属多鼓励、支持、监督患者戒烟，必要时可在医院进行专业的戒烟治疗，狼疮患者的戒烟务必要做到彻底到位，若再次吸烟，将有使疾病复发甚至加重的可能。同时，被动吸烟的危害完全不低于主动吸烟，被动吸烟又称为二手烟，既包括吸烟者吐出的主流烟雾，也包括从纸烟、雪茄或烟斗中直接冒出的侧流烟，烟中包含4000多种物质，其中包括40多种致癌物质，如被不吸烟的人吸进体内，亦可能和氡气的衰变产物混合一起，对人体健康造成更大的伤害。为了最大限度地降低二手烟对人们身心健康的危害，立法是禁止在公共场所吸烟的关键措施，并在公共场所设立专门的独立吸烟室，狼疮患者也应注意自己接触的人，尽量少接触吸烟人群；多在公园等空气清新的地方活动。

（二）防晒

SLE患者应避免在阳光强烈的时候出门，尤其是夏天阳光充足，为光过敏反应的高发期的时候，尽量穿长衣长裤，衣物尽量柔软透气，面部涂抹防晒产品，打遮阳伞等，男性患者不愿意打伞者尽量戴较大的遮阳帽，以免面部皮肤直接暴露于紫外线中。闷热和红外线也会加重皮损，不宜在烤炉、烘箱、熔炉旁过久，汞蒸气灯、卤素灯、复印件等含有光的化学物质，也有引起光敏或光毒的作用。女性患者应避免做脉冲光和激光美容，激光是通过产生高能量、聚焦精确、具有一定穿透力的单色光，作用于人体组织而在局部产生高热量从而达到去除或破坏目标组织的目的，光过敏患者皮肤比常人更加敏感和脆弱，故对常人无害的激光对光过敏患者可造成一定的损害。有的患者在食用莴苣、茴香、苋菜、荠菜、芹菜等光敏性食物（容易引起光敏性皮炎的食物）后也会出现光敏性皮炎，在吃这些食物前需用清水反复冲洗浸泡后再食用，若继续发作则应避免食用此类食物，光过敏患者可多吃富含维生素C的食物，而少吃叶类食物，忌食煎炸、辛辣、油腻、刺激性食物。在使用防晒产品的时候应选择化学物质较少的低敏感度的防晒霜，以免加重皮肤损害。洗澡、洗脸等不要用肥皂等刺激性较强的碱性清洁品，应用刺激性较小、不含光感物质的护肤用品或直接用清水清洗。中成药中含有补骨脂素类的药物也可加剧光过敏，医生在开药时应注意。在光过敏反应发作时不要抓挠患处或自行随意涂抹药物，尽量让患处避光继而用清水冷敷，若无缓解应到医院进行专业治疗。SLE患者使用的毛巾、衣物等应保持柔软、干净、透气。

光过敏反应虽然临床上并没有进行特意诊断，但不代表此类症状不重要可以忽视，SLE患者进行正确的光防护对于疾病的治疗和恢复是有着重要的意义的，医护人员应积极对SLE患者进行此方面的宣传和教育，让患者能在日常生活中有此方面的意识。

（三）预防感染

由于SLE是与自身免疫反应异常有关的疾病，故患者需要长期使用激素类和免疫抑制类药物，这就使患者的免疫系统功能长期处于被抑制的低水平状态，感染成为SLE复发的首要诱因。呼吸系统感染为感染中的最常见原因，半数的患者都是由于呼吸系统感染，大多是感冒的继发症状，常致关节症状加重，诱发雷诺现象，胃肠道功能紊乱至心绞痛，其次较多的诱因依次是肠道感染和泌尿系统感染，因此避免感染是SLE患者预防复发的重中之重。若发生感染，应及时去医院就医，切勿拖延病情或擅自服用各种抗生素或消炎药而诱发加重病情。

现如今我国各地空气质量普遍较差，灰尘、细菌及致敏物质较多，SLE患者多注意空气质量报道，质量较差时尽量不要出门，出门应佩戴医用口罩，避免去人口密集的公共场所。注意个人卫生，尤其是双手、会阴的清洁，洗手要用特定的消毒液清洗，可自行学习医务人员的七步洗手法，务必使清洁做到干净到位，经常外出的患者应自备消毒液，随时保持周围环境的清洁。家中应保持干净整洁，注意空气流通，若有家人发生感冒或呼吸道感染时应避免与其接触，让其及早就医，做好隔离措施以防交叉感染，时常可在家里进行煲白醋杀菌，煮开白醋后熏蒸房间，熏蒸后保持屋内空气流通。注意天气变化尽量处于常温环境，避免淋雨着凉而感冒，在夏天，不可贪凉而将空调开得过低，导致温差过大，春秋天气变化无常时，注意保暖防寒，适当增减衣物。

夏天是胃肠道感染的高发期，SLE患者不要喝生水，不要贪凉吃雪糕、加冰饮食等过凉食品，饮食要清淡，不要暴饮暴食，不要随意在外面餐馆食用食物，避免引发肠道功能紊乱而使肠道的免疫功能下降。要选择新鲜干净的食物，蔬果类要用流水清洗干净再食用，肉类食物则更要处理干净，尤其是内脏等部位，烹饪时要做到加热完全以免细菌残留。未吃完的食物应放在冰箱中保存，切勿放在外面以防变质，即使在冰箱中也应尽早食用以防细菌滋生，再次食用前应充分加热。碗筷要经常用消毒液消毒，保持干净。饭前便后勤洗手，勤剪指甲，做好个人卫生，同时也要保持周围环境的卫生，消灭蟑螂、苍蝇等害虫。

SLE患者每天需大量饮水，每天要保证饮水量在2 000～3 000mL，勤洗澡，勤小便，不要养成憋尿的不良习惯，尿液在膀胱中停留时间过长，若有细菌侵入，会使细菌有停留、繁殖和感染其他组织的时间。养成清洗会阴部的习惯，尤其是女性SLE患者，由于女性患者尿道较男性短，尿道口与肛门接近，比男性更容易出现尿道感染。每晚用女性阴道护理液进行清洗即可，一天中清洗也不可过于频繁，破坏会阴部皮肤和正常菌群。经期卫生也是很重要的，经期是细菌侵入的绝佳时期，所以经期时更要注意经期用品的卫生和会阴部的清洗。SLE患者还应避免久坐，尤其在夏季，气候潮湿炎热，要保持会阴的干净透气，不要穿不透气的裤子，长期处于闷热的环境会助长细菌滋生。最好使用透气性佳的棉质内衣裤，也容易收湿。

避免精神紧张与忧愁，精神紧张或多愁善感者，局部免疫力易降低。常换牙刷，我们使用的牙刷，几乎经常处于潮湿状态，这是细菌病毒生长的最好温床。为了预防感冒，建议经常更换牙刷，并定期用开水烫一烫。

（四）妊娠与分娩

系统性红斑狼疮好发于生育年龄女性，患者的生育能力和正常人相同。然而，患者怀孕，必须慎重从事。因系统性红斑狼疮和妊娠有相互不利影响。红斑狼疮患者怀孕胎儿异常发生率比正常人群高。患者在妊娠头3个月可发生流产，尤其是处在活动期狼疮肾炎患者，有50%的孕妇发生流产，2/3左右的孕妇出现早产或者死胎。美国SLE妊娠患者注册数据库的资料显示：在美国每年约4500次的SLE患者妊娠中，1/3的患者以剖宫产结束妊娠，33%的患者发生早产，20%以上的患者会并发子痫，30%的患者会合并IUGR（胎儿宫内发育迟缓）。反过来，妊娠对红斑狼疮的影响也非常大，大约有半数以上的患者在怀孕末3个月与产后数月内病况加重或者复发，SLE在妊娠时倾向于复发，复发多出现在妊娠期的中、晚期和产褥期。病情处于缓解期的红斑狼疮孕妇复发的机会少些，活动期的红斑狼疮孕妇其病情恶化比缓解期高得多。妊娠对系统性红斑狼疮最为严重的影响是肾脏的损害。SLE患者虽然可以在任何时间结婚，但妊娠必须是有计划的，且满足允许妊娠条件的。对那些不满足允许妊娠条件的患者及病情处于中、重度活动状态的患者必须采取避孕措施。处于生育期的已婚女性能否妊娠、什么时候可以妊娠、妊娠后应当注意什么问题、不能妊娠的患者需要采取什么避孕措施等，必须接受专业医生的指导。SLE患者妊娠应选择在病情稳定且无活动性时进行。SLE患者必须在医生指导下怀孕，<12周时每4周1次复诊，12~28周时每2周1次，>28周时每1周1次。病情不稳定或（和）意外怀孕，首先评估患者是否可继续妊娠，若可继续妊娠（或患者愿望），则每1周1次随访评估患者是否可继续妊娠或应终止妊娠。每次随访除评估患者的临床表现外，需行下列实验室检查：血压、血常规、尿常规、肝肾功能、血糖、ESR、CRP、补体C3、补体C4、抗ds-DNA抗体滴度、aPL抗体滴度、胎儿超声心动图监测（一般的要求妊娠后至少每隔2周，尤其在窗口期16~24周）及进行SLEDAI评分。这些指标可检测患者是否出现病情活动，血清补体水平的降低、抗ds-DNA抗体滴度的升高及CRP的升高还预示胎儿发生早产的危险增加。病情严重，不论孕周大小，为保证母亲安全，及时终止妊娠。包括出现严重并发症，如心功能衰竭，广泛肺间质病变合并肺功能衰竭，重度妊高症，伴有SLE肾病者尿蛋白＞5g/24小时，血清肌酐＞150μmol/L，经积极治疗无好转，病情恶化者免疫学检查，ACL异常及低补体血症影响胎盘功能，各种辅助检查显示胎盘功能下降而胎儿已成熟，胎儿宫内有缺氧表现或出现FGR，经治疗未见好转，妊娠晚期评分7分以上。终止妊娠的方式根据病情及产科指征决定，妊娠合并SLE并非剖宫产的绝对指征。SLE患者妊娠风险大、危险多，故患者一定要在医生指导下进行妊娠，切勿擅作主张，一意孤行，对于决心妊娠的患者，医生不仅仅要考虑其治疗，也要考虑其心理因素，在药物治疗与心理护理上都需要给予高度重视。

二、饮食调养

现今越来越多的研究开始表明消瘦、肥胖或是慢性能量损耗等营养不良或过盛的营养异常状态均可影响疾病的转归。营养治疗的重视度现在也在逐渐提升中，正确的饮食可以提供人体所需的营养物质，提高人体免疫力，调节人体的内环境，有助于防治心血管、高血压、糖尿病等疾病并发症，有效改善预后，提高生活质量。

SLE患者的饮食总原则是高蛋白、高维生素、低盐、低糖、低脂肪、低热量以及保持各种微量元素的充分摄入，忌烟、酒、油炸等刺激性食物。不要盲目进食保健品、滋补药，使用血清生物制剂，有些制剂中含有芳香胺类的防腐剂，亦可诱发狼疮。

大剂量长期应用糖皮质激素的患者，一方面由于激素可以促进糖原异生，减少组织对葡萄糖的利用从而使血糖升高，严重时可以出现糖尿病，引发较严重的糖类代谢紊乱；另一方面虽然激素对脂类代谢无明显影响，但长期应用可提高血浆胆固醇并促成向心性肥胖（一种脂肪主要沉积在心脏、腹部而四肢偏瘦的特殊体征），而过高的血脂又是高血压病和心血管疾病的危险因素，故这类患者应严格限制脂类和糖类的摄入。在英国的研究中将患者随机分为低糖饮食组和低能量饮食组，发现两组的患者均可以很好地耐受，并且与实验前相比，效果显著，腰围和臀围均有所降低，两组之间的差异无统计学意义。建议患者采取低糖饮食，低能量饮食非专业人员不易控制，存在许多变动因素，不如低糖饮食实践性较强；而且饱和脂肪酸中富含胆固醇，故SLE患者应限制饱和脂肪酸的摄取，多食用含有不饱和脂肪酸的食品，如植物油类，有助于调理血脂，清除血栓，调理免疫能力。

糖皮质激素还能加快蛋白质的分解代谢，使尿中的氮的排泄量加大造成负氮平衡，大剂量的激素还可以抑制蛋白质的合成，加速钙排泄引发骨质疏松，肌肉萎缩等。因而此类患者应补充大量优质蛋白，除去药物如骨化三醇等，还应多食用牛奶、蛋白、豆类、蜂王浆等食物，但是过量的蛋白质摄入反而会加重狼疮疾病，尤其是对狼疮肾炎患者，过量的蛋白质将加重肾脏负担。蛋白质的摄取应在1g/（kg·d），对于合并肾损害的SLE患者需适当减低蛋白质的摄入，具体量视具体情况而定，但不得低于0.6g/（kg·d）。钙的摄入对于SLE患者也很重要，美国风湿病学会（ACR）建议每日使用超过5mg强的松治疗3个月以上者应预防钙和维生素D的流失，包括检测骨密度和进行药物治疗。钙每日摄入量应在1200mg/d左右为宜。对于微量元素的补充也是不容忽视的，如锌，缺锌将导致免疫系统疾病，主要影响Th细胞，可能会引起感觉神经性病症和体重减少。

SLE患者伴肾炎、水肿者应低盐饮食，每日食盐的用量应在3g为宜，同时需限制液体摄入量。对于伴光敏反应的患者可建议狼疮患者做食物过敏反应实验，有助于患者了解病因并自觉避免食用。SLE患者也应摄入足够的膳食纤维，可促进钙的吸收，降低血脂，控制体重，日本发现维生素B_6和膳食纤维的摄入可以防止SLE活动性疾病的发生。伴高尿酸血症患者慎食含嘌呤高的食物，如海产品、鲤鱼等，用煮后去汤的熟肉直接代替生肉烹调，能减少嘌呤摄入又不至于减少蛋白质。

SLE的忌口比较复杂，也因病因人而异，临床上医护人员应针对每个患者的特殊情况区别对待，并向每个患者交代清楚注意事项。

三、劳逸结合

SLE患者应保证充足的睡眠，由于SLE患者容易出现疲劳、乏力、倦怠等症状，故休息时间较长。但这并不表明SLE患者不需要运动，且长期患病服用非甾体类抗炎药、激素、免疫抑制剂等药物，易出现肌肉萎缩、肌腱变硬、骨质疏松等症状，身体的免疫系统较常人弱，需正确地进行运动以增强身体机能。正确的体育运动可扩张冠状动脉，增加膈肌动度，提高心肺储备功能，增加消化吸收能力，降低血脂、血糖，调节血压，抗动脉硬化，增加营养供给。在SLE活动期间应以卧床休息为主，积极配合医生治疗，在休息期间可自行进行体育锻炼，如行走、慢跑、打太极拳等，但要避免过度运动，透支体力。

SLE患者可以制订一套运动计划，包括运动种类、运动强度、运动持续时间、运动频度。以缓慢平稳为原则，由少渐多，从简到繁，灵活多样，持之以恒。推荐的运动有步行、体操、打太极拳、气功等。工作日可在晚饭后0.5小时去公园运动0.5~1小时，工作时每1个小时就要活动10~20分钟，尤其是做文书工作的长期坐位办公者，中午要保证休息40~60分钟，以保证下午体力。周末可以锻炼时间长些，比如早上起来做运动操等。运动量与时间由患者本身控制，以舒适活动身体为主，不可运动过量也不可半途而废，方法不当会诱发病情波动，运动中应避免日光或其他强烈光线照射，注意保暖，防止汗出受凉。

参考文献

[1] 赵海鹰，王浩.高血压理论与临床实践[M].开封：河南大学出版社，2019.

[2] 赵连友.高血压学[M].北京：科学出版社，2019.

[3] 郭力，李廷俊.高血压预防与调养[M].北京：中国中医药出版社，2016.

[4] 刘力生.中国《高血压指南》汇编[M].北京：科学出版社，2019.

[5] 贾永平.冠心病诊疗策略[M].北京：科学技术文献出版社，2017.

[6] 霍勇，高炜，张永珍.冠心病规范化防治：从指南到实践[M].北京：北京大学医学出版社，2017.

[7] 玄军.冠心病与临床[M].济南：山东大学出版社，2016.

[8] 韩雅玲，周玉杰，霍勇.冠心病合理用药指南[M].北京：人民卫生出版社，2016.

[9] 郭力，李廷俊.冠心病预防与调养[M].北京：中国中医药出版社，2016.

[10] 梁庆伟.冠心病个体化治疗与调养[M].郑州：河南科学技术出版社，2018.

[11] 岳欣欣，付洋.糖尿病诊治策略[M].沈阳：辽宁科学技术出版社，2018.

[12] 葛惠玲.糖尿病预防与调养[M].北京：中国中医药出版社，2016.

[13] 叶山东.临床糖尿病学[M].合肥：中国科学技术大学出版社，2017.

[14] 陈艳.糖尿病患者合理用药[M].北京：金盾出版社，2017.

[15] 金劲松.系统性红斑狼疮的诊断与治疗[M].郑州：河南科学技术出版社，2017.

[16] 陆前进.红斑狼疮诊疗陆前进2017观点[M].北京：科学技术文献出版社，2017.

[17] 高坤.临床风湿免疫性疾病诊疗[M].西安：西安交通大学出版社，2018.